———

La Sémiologie
Cardiaque actuelle

Les Localisations Cardiaques

LES ACTUALITÉS MÉDICALES

La Sémiologie Cardiaque actuelle

Les Localisations Cardiaques

PAR

LE Dr O. JOSUÉ

MÉDECIN DE L'HOPITAL DE LA PITIÉ

DEUXIÈME ÉDITION

Avec 18 figures

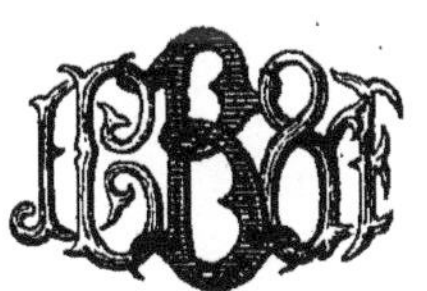

PARIS

LIBRAIRIE J.-B. BAILLIÈRE ET FILS

19, rue Hautefeuille, 19

1920

Tous droits réservés

LA
SÉMIOLOGIE CARDIAQUE
ACTUELLE

LES LOCALISATIONS CARDIAQUES

PREMIÈRE PARTIE. — GÉNÉRALITÉS

I. — DÉFINITION ET PROPRIÉTÉS PHYSIOLOGIQUES DU MYOCARDE

Définition. — La notion des « localisations cardiaques[1] » est une acquisition récente. Elle résulte d'un ensemble de recherches modernes dont elle marque une étape importante. Au siècle dernier, les investigations ont porté sur les lésions des orifices et des valvules et sur les symptômes par lesquels elles se traduisent. Il semblait, vers la fin de cette période, que tout fût dit et qu'il restât peu de chose à glaner pour l'étude des affections du cœur. Les descriptions étaient si complètes et si précises, grâce surtout à la méthode scientifique minutieuse de Potain, qu'on n'était pas éloigné de les considérer comme définitives.

Et cependant quelques années plus tard la pathologie cardiaque devait changer d'orientation. A mesure qu'on connaissait mieux les fonctions du muscle cardiaque en appliquant à leur étude des techniques plus perfectionnées et plus pénétrantes, on voyait se poser de nouveaux problèmes pathologiques. C'est ainsi que se faisait jour une notion insoupçonnée de nos prédécesseurs, celle de la *localisation* de certaines propriétés en des points précis du myocarde.

Il y a quelques années, on ne distinguait aucune portion différenciée dans la masse musculaire de structure histologique particulière et animée de contractions rythmiques, qu'est le myocarde. Des observateurs consciencieux avaient signalé, il est vrai, dès

---

1. O. Josué, Les localisations cardiaques. Rapport au XVIIe Congrès international de Médecine ; Londres 1913 ; section de pathologie générale et d'anatomie pathologique. *La bibliographie complète se trouve dans ce rapport.*

cette époque, des faits en apparence paradoxaux et cadrant mal avec ce que l'on savait du muscle cardiaque. On avait nettement l'impression que le déterminisme des troubles myocardiques était incomplet et que des éléments essentiels faisaient défaut. On n'avait pas été sans remarquer qu'entre les lésions constatées sur la table d'autopsie et les troubles fonctionnels observés chez le malade, la corrélation n'était pas toujours évidente. Certains malades, qui avaient présenté pendant la vie des manifestations semblant d'origine myocardique, n'avaient montré à l'autopsie que des altérations minimes du muscle cardiaque ; parfois même l'examen anatomo-pathologique, tel qu'on le pratiquait à cette époque, paraissait absolument négatif. Dans d'autres cas, les autopsies réservaient la surprise inverse : les lésions du myocarde étaient beaucoup plus étendues que ne le faisait prévoir la symptomatologie.

De ces observations discordantes résultait une grande incertitude dans la délimitation du domaine des myocardites. Certains, avec Brault et Nicolle, n'attribuaient aucune importance aux petits foyers de sclérose du muscle cardiaque qui souvent ne donnent même pas lieu à des manifestations cardiaques. D'autres, au contraire, croyaient pouvoir faire de ces lésions la caractéristique de la myocardite chronique.

Les auteurs n'envisageaient que l'étendue des altérations, grandes ou petites scléroses cardiaques, sans tenir compte de la notion primordiale de localisation. Cependant Merklen et Rabé avaient constaté la présence de lésions de myocardite chronique localisées aux oreillettes à l'autopsie de sujets qui avaient présenté des troubles extrêmement marqués du rythme ; ils établissaient, de plus, un rapport entre l'arythmie intense observée pendant la vie et la localisation spéciale des lésions constatées à l'autopsie ; en cela ils se montraient vraiment des précurseurs.

Ce qui importe, en effet, c'est moins l'extension plus ou moins grande des lésions que l'atteinte de telle ou telle région précise du muscle. On peut établir une comparaison à ce point de vue entre le muscle cardiaque et le système nerveux. La destruction d'une zone limitée, par exemple des centres moteurs, déterminera toujours une symptomatologie identique, alors que des altérations même plus étendues d'autres régions ne s'accompagneront que de peu de troubles ou ne se traduiront parfois par aucune manifestation.

Il se produit actuellement pour le cœur une évolution comparable à celle qui s'est accomplie pour le système nerveux. Au siècle dernier, Broca, Bouillaud, Charcot et son école ont déterminé les localisations du cortex. Ils se sont servis de la méthode anatomo-clinique. Les cliniciens observaient minutieusement les symptômes sur le vivant, et quand le malade venait à succomber, ils repéraient à l'autopsie les régions lésées. C'est ainsi que furent établies les localisations cérébrales par l'aide réciproque de la clinique et de l'anatomie pathologique.

Tout autre a été la méthode suivie pour le cœur. Ce ne sont pas les cliniciens qui ont montré le chemin à suivre; mais ce sont les physiologistes qui ont ouvert la voie; ils ont indiqué aux pathologistes les troubles morbides à analyser et les lésions à rechercher, et les médecins ont confirmé les données fournies par la physiologie. Les physiologistes ont montré qu'on détermine tel trouble du rythme en détruisant ou en excitant telle région du cœur chez les animaux. Les médecins ont trouvé à leur tour des lésions des parties identiques du cœur chez des sujets qui avaient présenté des symptômes analogues à ceux provoqués expérimentalement chez l'animal. C'est à l'étroite collaboration des physiologistes et des pathologistes que nous sommes redevables de la plupart des progrès accomplis en pathologie cardiaque pendant ces dernières années.

Propriétés physiologiques du myocarde. — Il convient de rappeler rapidement les notions que nous possédons sur les propriétés physiologiques du muscle cardiaque. Ce résumé succinct est indispensable pour la clarté de ce qui va suivre. On ne saurait aborder l'étude des zones où se trouvent localisées ou prédominantes certaines fonctions du myocarde sans avoir exposé avec précision les fonctions du muscle cardiaque.

Nous envisagerons tout d'abord *l'excitation et l'excitabilité* du muscle cardiaque, car il faut établir une distinction très nette entre ces deux termes. Une comparaison grossière fait comprendre cette distinction : un tonneau de poudre, une mine sont explosibles, « excitables »; mais pour qu'il y ait explosion, il faut une excitation. Il en est de même pour le muscle cardiaque : il possède la propriété de se contracter mais il faut une excitation pour faire apparaître la contraction.

L'excitation du muscle cardiaque se produit normalement dans certaines régions; elle est régulière, survenant à intervalles de temps égaux. Elle est chronotope, disent les physiologistes.

L'excitabilité du muscle cardiaque présente des caractères particuliers. Elle a un seuil élevé. De plus, quelle que soit l'excitation, qu'elle soit forte ou faible, pourvu qu'elle soit suffisante, le résultat est le même; l'intensité de l'excitation n'agit pas sur le caractère de la contraction ; « tout ou rien », suivant la formule de Bowditch.

Marey a mis en lumière un autre caractère de première importance ; l'excitabilité n'est pas continue, elle est variable ; c'est la *loi d'inexcitabilité périodique de Marey* ; aussitôt après la contraction, le muscle est inexcitable; puis, à mesure qu'on s'éloigne de la contraction, il redevient de plus en plus excitable. C'est la propriété bathmotrope, suivant le terme employé en physiologie.

Le muscle cardiaque est doué de *conductibilité* : la contraction qui se produit en un point se transmet à d'autres régions. C'est la propriété dromotrope.

De plus le muscle cardiaque est *contractile* (propriété inotrope).

Enfin, le myocarde possède encore une propriété sur laquelle les physiologistes n'insistent peut-être pas assez, mais qui est très importante pour les pathologistes : c'est la *tonicité*. Le cœur se laisse distendre quand il perd sa tonicité.

En résumé, le muscle cardiaque reçoit des excitations périodiques (propriété chronotrope); il est doué d'excitabilité (propriété bathmotrope), de conductibilité (propriété dromotrope), de contractilité (propriété inotrope) et de tonicité.

Théorie myogène et théorie neurogène. — L'excitation périodique (propriété chronotrope) et l'excitabilité (propriété bathmotrope) sont-elles des propriétés inhérentes au système nerveux ou au muscle cardiaque? Parmi les auteurs, les uns sont partisans de la *théorie neurogène*, les autres de la *théorie myogène.*

Nous sortirions du sujet et des limites de cet ouvrage si nous abordions la discussion détaillée de cette importante question. En effet, nous avons en vue les localisations et non le mécanisme intime des fonctions cardiaques. Nous pensons, qu'il est nécessaire de poser la question et d'en indiquer les grandes lignes.

Les partisans de la théorie neurogène font ressortir que le système nerveux a une action extrêmement importante sur le rythme et sur la contraction cardiaque : l'excitation du vague ralentit et arrête même le cœur; sa paralysie le laisse s'accélérer; le grand sympathique a une action opposée : son excitation produit une tachycardie intense ; sa paralysie permet la prédominance du pneumogastrique.

Ainsi, disent les partisans de la théorie neurogène, le système nerveux a une action manifeste; pourquoi ne pas admettre qu'il préside au rythme et à l'activité cardiaques?

N'existe-il pas, de plus, des ganglions nerveux intracardiaques? Ils ont été observés chez les batraciens ; on ne les retrouve pas, il est vrai, chez les mammifères, mais il y a chez eux des cellules ganglionnaires éparses qui jouent à coup sûr un rôle analogue.

Tels sont les arguments des partisans de la théorie neurogène : action bien démontrée des nerfs, présence de fibres et de cellules nerveuses dans l'épaisseur du myocarde.

A cela répondent les partisans de la théorie myogène : la

conductibilité, la contractilité sont des *propriétés du tissu car-*
diaque, car elles existent dès les premières phases du développement, alors que ni les nerfs ni les muscles ne sont encore
différenciés. Chez un embryon de poulet de huit jours, Dareste
a vu le « punctum saliens », première ébauche du cœur, animé de
contractions rythmiques.

La physiologie montre de plus une indépendance remarquable du cœur par rapport au système nerveux : un cœur isolé
dans lequel on fait circuler un liquide approprié continue à se
contracter rythmiquement comme un cœur en place.

De ces expériences du cœur isolé, des constatations embryo-
logiques, on pourrait conclure que la rythmicité des contractions
est une propriété inhérente au muscle cardiaque; elle n'est pas
imposée par le système nerveux ; elle appartient au tissu lui-
même.

Cependant, il ne faut pas oublier que des ramifications nerveuses à fonctions bien déterminées cheminent dans certaines
portions du myocarde. L'excitation ou la paralysie de ces nerfs
est capable de déterminer des troubles. Ce sont des faits dont on
ne tient pas toujours assez compte et que nous étudierons à l'occasion de certaines localisations cardiaques. Des lésions siégeant
dans les régions où passent les ramifications nerveuses peuvent
atteindre, en effet, les nerfs ou les laisser plus ou moins intacts
au milieu des tissus altérés.

II. — TUBE CARDIAQUE PRIMITIF.
VARIÉTÉS
DE CONTRACTIONS CARDIAQUES

Si l'on envisage les localisations cardiaques dans une vue d'ensemble, on distingue tout d'abord des parties nettement différenciées par leur origine embryologique, par leur structure et
par leurs fonctions. Ce sont les restes du tube cardiaque primitif qui sont englobés dans la masse du muscle cardiaque. On a
décrit de la sorte des faisceaux ou des amas ou nœuds de tissu
embryonnaire cardiaque dont le rôle est extrêmement important et dont la localisation dans le cœur est essentielle à préciser.

A côté de ces régions particulières du myocarde, se trouvent
les autres parties du muscle cardiaque où les méthodes d'investigation que nous possédons permettent de distinguer également
des manifestations localisées.

Les vestiges du tube cardiaque primitif. — Le cœur est représenté à une période précoce du développement embryologique par un tube où s'abouchent les veines ; au point où ce tube se continue avec les veines se trouve le sinus veineux. Le tube cardiaque est animé de contractions et ces contractions partent du sinus veineux.

Ultérieurement le tube se contourne et les différentes portions du cœur se développent autour de ce tube qui disparaît en tant que tube, mais dont les éléments persistent au milieu du muscle cardiaque et continuent à jouer un rôle primordial dans la contraction et dans la transmission de l'incitation contractile aux différentes portions du cœur.

Au cours du développement, le cœur passe en quelque sorte par toutes les transformations que l'on retrouve en étudiant la série des vertébrés depuis les vertébrés inférieurs jusqu'aux mammifères et à l'homme. Le développement intra-utérin représente une sorte de revue en raccourci du développement ontogénique. C'est ainsi que le sinus veineux existe chez la grenouille, le crapaud, la tortue, etc. Chez les vertébrés inférieurs, les restes du tube cardiaque primitif sont reconnaissables dans le sinus veineux, le canal aortique et le bulbe aortique. Chez ces animaux, la contraction part du sinus veineux (Stannius, Gaskell, Engelmann).

Gaskell a constaté que le tube cardiaque primitif représente la partie la plus excitable du cœur. Or, la contraction débute au sinus parce qu'il est lui-même la partie la plus excitable du tube cardiaque primitif.

Mais si d'autres portions deviennent, pour une raison quelconque plus excitables que le sinus, celles-ci seront à leur tour le point de départ des contractions.

Toutes ces propriétés, nous les retrouverons dans les vestiges embryonnaires du cœur des vertébrés et de l'homme. C'est au niveau de ces parties qu'est le point de départ de l'excitation. Ces tissus possèdent de plus la propriété de transmettre l'excitation d'un point à un autre. Ces tissus sont donc restés différenciés en vue d'un rôle spécial.

Les fibres musculaires qui représentent les restes embryonnaires intracardiaques ont une structure particulière qui varie suivant les régions qu'on considère. Au niveau d'amas intriqués en plexus, encore appelés nœuds, elles sont très grêles, striées, munies de noyaux allongés et se colorant bien. Dans les faisceaux de conduction, elles prennent l'aspect des fibres décrites par Purkinje sans se rendre compte de leur signification, dans les régions sous-endocardiques de certains mammifères. Les fibres de Purkinje ou fibres de conduction sont épaisses ; dans

les coupes transversales, elles ont une apparence en quelque
sorte tubulaire, les fibrilles étant groupées en couronne ou
répandues sans ordre à la périphérie. On observe aussi des
formes intermédiaires entre les éléments qui constituent les
nœuds et les fibres de Purkinje.

Toutes ces fibres présentent une autre caractéristique
intéressante : elles contiennent beaucoup de glycogène, et
la présence de ce glycogène est la marque d'une grande
activité physiologique. On trouve également, au milieu de
faisceaux de tissu embryonnaire, un grand nombre de fibres et
de cellules nerveuses.

La richesse de ces régions spéciales du myocarde en éléments
nerveux est invoquée par les partisans de la théorie neurogène.
A vrai dire, quel que soit l'élément essentiel et quel que soit le
rôle des ramifications nerveuses sur lequel nous aurons à revenir plus loin, il n'en reste pas moins que les fonctions d'excitation et de conductibilité s'accomplissent grâce aux traînées de
tissu embryonnaire, sorte de commissure cardiaque.

Nous les citerons d'abord rapidement, nous en ferons en quelque sorte la géographie générale depuis les oreillettes jusqu'à
la pointe du cœur.

Ce n'est qu'une rapide vue d'ensemble destinée à mettre en
lumière les connexions de ces faisceaux.

Le premier amas représente les restes du tissu embryonnaire
du sinus veineux. Il est situé près de l'embouchure de la
veine cave supérieure, c'est le *noyau sinusal* ou *nœud sino-
auriculaire*, découvert par Keith et Flack. Ce noyau préside au
rythme du muscle cardiaque; c'est là qu'apparaît l'incitation
contractile.

Ce nœud musculaire serait d'après certains, la tête de ligne
d'une traînée d'amas embryonnaires dont l'existence est dou-
teuse car ils n'ont pas été retrouvés par la plupart des auteurs,
et qui établiraient la jonction du noyau sinusal avec le nœud
suivant : le *nœud d'Aschoff-Tawara*. Celui-ci est situé tout près
de la valvule tricuspide, à la partie inférieure de la cloison auriculaire. Son rôle physiologique est considérable.

De ce noyau part la grande commissure cardiaque qui se
répand dans les deux ventricules pour transmettre l'excitation.
Elle fut d'abord découverte chez les batraciens, en 1883, par
Gaskell; ce dernier supposait que le faisceau d'union devait également exister chez les mammifères.

Ce fut Kent qui fit connaître ce faisceau chez les mammifères
et chez l'homme; vinrent ensuite les descriptions de His junior
et de Tawara.

Aussi est-ce à tort que l'on désigne en général la grande commissure cardiaque ou faisceau auriculo-ventriculaire sous le nom de faisceau de His.

Comme le font remarquer Danielopolu et Danulesco, on doit dire faisceau de Gaskell et Kent du nom des auteurs qui l'ont découvert et non faisceau de His, le travail de ce dernier étant postérieur.

Le faisceau de Gaskell-Kent, dont nous aurons à préciser le trajet et la structure, descend dans la cloison interventriculaire, puis se divise en deux faisceaux secondaires qui se distribuent l'un dans le ventricule droit, l'autre dans le ventricule gauche.

Aperçu du rôle physiologique du tube cardiaque primitif et de ses vestiges dans le cœur des mammifères. — Dans le tube cardiaque primitif ou dans le cœur des batraciens, la contraction part du sinus veineux pour atteindre ensuite successivement les autres portions du conduit contractile. Chez les mammifères et chez l'homme, les restes du sinus veineux sont l'origine d'une excitation chronotrope; les oreillettes se contractent; l'excitation se transmet au nœud de Tawara, puis par le faisceau de Gaskell-Kent aux deux ventricules qui se contractent à leur tour. Le temps qui s'écoule entre le début de la systole des oreillettes et de celle des ventricules mesure la vitesse de conductilité à travers le faisceau de Gaskell-Kent; chez l'homme normal, il est à peu près d'un cinquième de seconde.

Tel est le mécanisme normal. S'il était le seul qui pût déterminer l'activité cardiaque, il suffirait d'une lésion supprimant l'excitation au niveau du noyau sinusal, d'une lésion empêchant la transmission à la hauteur du noyau de Tawara ou du faisceau commissural, pour déterminer l'arrêt du cœur. Mais cette éventualité est évitée grâce à un véritable *mécanisme de sureté*. Y aurait-il altération complète des voies de transmission que la contraction se produirait quand même; le rythme idio-ventriculaire s'établirait.

Prenons l'expérience classique de Stannius sur le cœur des batraciens. Si l'on pose une ligature entre le sinus veineux et l'oreillette, le sinus continue à battre, les parties sous-jacentes s'arrêtent d'abord, puis les contractions reprennent à un rythme propre, indépendant de celui du sinus et plus lent que celui-ci. Etablissons maintenant une interruption à l'aide d'une ligature entre le tissu musculaire auriculaire et ventriculaire, nous assisterons à des phénomènes analogues à ceux qui surviennent à la suite de l'expérience précédente. Le ventricule commence par s'arrêter, puis il se remet à battre mais d'une façon spéciale : le rythme ventriculaire est plus lent que le rythme auriculaire et, de plus, il y a dissociation auriculo-ventriculaire complète, chacun des segments cardiaques battant indépendamment de l'autre.

L'expérience de Stannius se réalise chez les mammifères et chez l'homme, quand on détermine chez les animaux, ou quand l'évolution de processus pathologiques provoque chez l'homme, l'interruption du nœud et du faisceau musculaire qui représentent les restes du tube cardiaque primitif. Les contractions issues du nœud de Keith et Flack, reliquat du sinus veineux, sont alors arrêtées au niveau de la lésion ; les parties sous-jacentes sont bloquées, il se produit un blocage du cœur et les parties bloquées se contractent à leur rythme propre et indépendant.

Si la lésion siège immédiatement après le noyau sinusal, le séparant du reste de l'oreillette droite, il se produit un blocage sino-auriculaire qu'on a pu déterminer expérimentalement et dont l'existence chez l'homme, bien qu'incomplètement établie, semble cependant, comme nous le verrons, réelle.

Si la lésion détruit cette portion de tissu embryonnaire qui établit les connexions entre les oreillettes et les ventricules, on voit survenir des troubles analogues à ceux que provoque la seconde ligature de Stannius. Les ventricules se contractent indépendamment des oreillettes ; il se produit une dissociation auriculo-ventriculaire ; le cœur est bloqué. Les ventricules se contractent à leur rythme propre, beaucoup plus lent que celui des oreillettes, c'est le rythme idio-ventriculaire.

Toutes les portions du tractus embryonnaire possèdent, en effet, un rythme propre, mais celui-ci, dans les conditions normales, reste latent et ne peut pas se manifester. Ce rythme est plus lent pour les portions situées plus bas, et la contraction est déclanchée par l'incitation contractile venue des parties susjacentes avant que la contraction spontanée plus tardive ait pu se manifester. On peut admettre que les amas embryonnaires supra-ventriculaires ou ventriculaires se chargent lentement de l'influx hypothétique qui détermine la contraction, de même qu'une bouteille de Leyde se charge d'électricité. Si rien ne vient troubler ces noyaux, ils finissent par se décharger spontanément à un certain moment, trente fois environ par minute. Mais, normalement, l'excitation venue du noyau sinusal surprend le noyau inférieur avant le moment de la décharge spontanée et provoque la contraction des ventricules peu après la systole des oreillettes et suivant le rythme auriculaire.

Différentes variétés •de contractions cardiaques. Contractions homogénétiques et hétérogénétiques de Th. Lewis : nomotopes, hétérotopes et hétérotypes de Hering. — Les contractions cardiaques sont loin de présenter toutes les mêmes caractères ; elles peuvent varier par leur point de départ et par leur nature même. Th. Lewis distingue deux sortes de contractions qu'il appelle les unes *homogénétiques* et les autres *hétérogénétiques*.

Les contractions *homogénétiques* prennent toujours leur origine dans les tractus embryonnaires du cœur. Elles sont dûes à la manifestation du rythme chronotrope des différentes parties différenciées du cœur. Chacune de ces portions possède, comme nous venons de le voir, la propriété de donner lieu à des incitations contractiles rythmiques ; mais à l'état normal ces incitations ne peuvent pas se manifester par suite de l'action plus rapide des centres supérieurs.

C'est ainsi que si le point de départ normal des contractions cardiaques se trouve au noyau sinusal de Keith et Flack, nous avons vu que dans certaines conditions les contractions naissent dans les parties sous-jacentes des restes embryonnaires du tube cardiaque primitif. Par exemple, après la section du faisceau de Gaskell-Kent, s'établit le rythme idio-ventriculaire, beaucoup plus lent que le rythme normal.

Toutes ces contractions sont des contractions homogénétiques. Elles sont la manifestation du rythme propre des différentes portions du tissu embryonnaire cardiaque. A l'état normal, le rythme sinusal dirige ; s'il y a interruption des faisceaux de conduction, les centres situés plus bas sont libérés et assurent à leur rythme propre les contractions des parties où se distribuent leurs ramifications.

Toutes différentes sont les contractions *hétérogénétiques*. Ce sont des contractions anormales dont le point de départ peut siéger soit dans les restes embryonnaires du cœur, soit dans n'importe quelle autre portion du myocarde. Cependant Th. Lewis a tendance à croire que les contractions hétérogénétiques naissent toujours en dehors des parties différenciées du muscle cardiaque. Il se demande si, dans les cas où elles semblent partir de ces régions, elles ne se produisent pas en réalité dans les parties contiguës.

Expérimentalement, on peut produire des contractions hétérogénétiques en déterminant des secousses d'induction dans la paroi des oreillettes ou des ventricules. A chaque secousse répond une contraction anormale provoquée.

Les contractions de cet ordre sont souvent isolées ; elles surviennent alors d'une façon précoce après la contraction précédente ; la contraction hétérogénétique est prématurée ; c'est une extrasystole. Elle se produit rapidement, brusquement. Elle se mêle aux autres contractions dont elle trouble le rythme.

Mais on voit aussi des contractions hétérogénétiques survenir par groupes et constituer de véritables accès ; ce sont les accès de tachycardie paroxystique. Quand elles se produisent ainsi par séries, elles ont un rythme différent du rythme normal et habituel. Pour mettre en lumière les caractères des contractions hétérogénétiques, Th. Lewis cite l'exemple suivant : au niveau des ventricules, on peut constater un rythme homogénétique ayant son point de départ dans la partie supra-ventriculaire du faisceau de Gaskell-Kent, c'est le rythme idio-ventriculaire. Ce rythme est lent, comme nous le savons ; il reste aux environs de trente à la minute. Au contraire, s'il se produit un rythme anormal par contractions hétérogénétiques, le rythme est particulièrement rapide, rarement inférieur à 130, et dépassant parfois 200 à la minute.

En résumé, les contractions cardiaques homogénétiques de Th. Lewis prennent naissance dans les reliquats embryonnaires du cœur. Ce sont des contractions à type physiologique ; elles doivent même être considérées comme telles lorsqu'elles naissent dans les parties supra-ventriculaires des restes du tube cardiaque primitif dans les cas où l'accès des excitations contractiles venant des parties supérieures est rendu impossible par suite d'altérations du faisceau de Gaskell-Kent. Au moment où s'installe le rythme idio-ventriculaire, on observe un arrêt prolongé et les premières contractions idio-ventriculaires tardent à se produire ; le noyau supra-ventriculaire ne prend son rythme propre qu'après une période d'hésitation où il semblait attendre l'influx contractile venant des oreillettes ; il arrive même que l'arrêt soit définitif. Les contractions hétérogénétiques sont, au contraire, précoces et prématurées ; leur rythme, quand elles sont groupées, est rapide, elles peuvent prendre leur origine dans toutes les parties du cœur. Th. Lewis pense que les phénomènes chimiques qui accompagnent les contractions diffèrent dans les deux cas. Telle est la classification des contractions cardiaques proposée par Th. Lewis ; elle a surtout en vue la nature des contractions cardiaques.

Cette classification diffère de celle de Hering. Celui-ci distingue deux grandes classes de contractions cardiaques : les contractions *nomotopes* et les contractions *hétérotopes*.

Les contractions *nomotopes* partent du lieu d'origine normal, c'est-à-dire du noyau sinusal de Keith et Flack. Les contractions *hétérotopes* naissent dans les autres parties du cœur, embryonnaires ou non. Toutes les contractions qui ne tirent pas leur origine du noyau sinusal sont des contractions à point de départ anormal, ce sont des contractions déterminées par des incitations hétérotopes.

Hering distingue, de plus, des excitations contractiles de qualité anormale qu'il nomme *hétérotypes*. Ces excitations hétérotypes diffèrent des excitations hétérotopes par cette particularité qu'elles ne sont pas influencées par les incitations contractiles venues du sinus. Nous avons vu, par exemple, que l'incitation contractile venue du sinus décharge en quelque sorte l'excitation des centres d'excitation hétérotope situés plus bas dans le faisceau embryonnaire, en sorte que le rythme de ceux-ci (rythme idio-ventriculaire, plus lent que celui du sinus) ne peut pas se manifester. Les excitations hétérotypes ne sont, au contraire, pas supprimées par les systoles du cœur; elles persistent et se déchargent indépendamment des autres systoles : elles donnent lieu à des extrasystoles.

Hering a porté ses recherches sur les conditions dans lesquelles se produisent et fonctionnent les centres hétérotopes d'excitation.

Tout d'abord, nous avons déjà vu que les contractions prennent une origine hétérotope quand une lésion anatomique localisée dans certaines régions, par exemple au niveau du faisceau de Gaskell-Kent, supprime les excitations nomotopes. C'est ainsi que Hering a encore déterminé expérimentalement sur le cœur isolé l'apparition de centres hétérotopes en isolant le nœud sinusal par des sections.

Ce n'est là, d'après Hering, qu'un cas particulier d'une loi beaucoup plus générale. Si un segment du myocarde situé sur le trajet de l'excitation contractile n'arrive pas à se contracter, des centres d'origine de contraction pourront se développer dans cette région.

Hering se demande avec Rihl si des extrasystoles à point de départ hétérotope ne reconnaissent pas cette origine. On pourrait expliquer ainsi la bigéminie cardiaque. A chaque systole, quelques fibres ne seraient pas touchées par l'influx contractile; ces fibres resteraient sans se contracter, alors que le reste du myocarde est en systole et ces fibres qui n'auraient pas pris part à la contraction générale du muscle cardiaque deviendraient le point d'origine hétérotope d'une extrasystole. Le même phénomène se produirait à chaque systole et ainsi serait constitué le rythme bigéminé.

A vrai dire, l'état du myocarde représente un facteur important. Le muscle cardiaque est plus ou moins prédisposé à la formation de centres hétérotopes d'origine des contractions. On peut favoriser expérimentalement leur production à l'aide de la chaleur, de l'injection de sels de calcium, de l'adrénaline, de la digitaline, enfin, par l'excitation des nerfs accélérateurs.

Le rôle de ces derniers nerfs est très important et les recherches de Wenckebach et de Hering ont contribué à préciser leur action. C'est ainsi que les accélérateurs n'agissent pas seulement sur le rythme des excitations à point de départ nomotope, mais encore sur les centres hétérotopes d'excitation des contractions, par exemple sur les contractions idio-ventriculaires. En effet, Hering a constaté que l'excitation du grand sympathique accélère les ventricules même quand on a séparé les oreillettes des ventricules par une section. L. Frédéricq a fait la même constatation après section du faisceau de Gaskell-Kent chez le chien.

De plus, l'excitation des accélérateurs peut provoquer des extrasystoles. Cependant, on ne détermine pas directement une extrasystole à l'aide de ce procédé comme on fait contracter un muscle en excitant le nerf correspondant. Par contre, l'application d'un agent irritant, électricité ou autre, à la surface du cœur occasionne immédiatement et à coup sûr une contraction cardiaque. Quand on excite les nerfs accélérateurs, on voit souvent, mais non toujours, apparaître tantôt une, tantôt plusieurs extrasystoles. Celles-ci ne se produisent pas toujours au même moment; elles surviennent parfois dès le début de l'excitation, mais dans d'autres expériences les extrasystoles sont plus tardives; elles peuvent s'observer pendant ou même après l'excitation; il arrive aussi qu'elles manquent complètement. Le grand sympathique est donc capable de provoquer des extrasystoles, mais il ne les suscite pas d'une manière directe et immédiate.

Non seulement l'excitation du nerf accélérateur provoque l'accélération des centres existants nomotopes et hétérotopes, mais elle peut encore déterminer l'apparition de nouveaux centres d'excitation contractile dans des portions du cœur qui, d'habitude, ne se contractent pas automatiquement. L'apparition de nouveaux centres d'excitation sous l'influence du grand sympathique mérite d'être signalée, car elle permet d'expliquer certaines manifestations pathologiques qu'on observe chez l'homme. Il est en effet incontestable que des troubles purement nerveux peuvent déterminer chez l'homme des contractions anormales à point de départ hétérotope.

L'excitation du grand sympathique provoque encore d'autres modifications du rythme. C'est ainsi que Hering et Rihl ont constaté qu'on peut déterminer de la sorte un changement du point d'origine des contractions du cœur. Le fait s'explique aisément. On sait que le centre d'excitation dont le rythme est le plus rapide prend la direction du rythme total du cœur. Par exemple, le centre d'excitation contractile nomotope ou sinusal a un rythme plus rapide que le centre supra-ventriculaire; aussi est-ce le centre du sinus qui dirige le rythme du cœur. Mais si un centre hétérotope acquiert, grâce à l'excitation du nerf accélérateur, un rythme plus rapide, c'est ce dernier qui prendra la direction du rythme cardiaque. Or, c'est ce qui peut se produire

sous l'influence de l'excitation du grand sympathique. Par suite
de l'accélération du rythme d'excitation des centres hétérotopes,
on voit survenir des extrasystoles tantôt isolées, tantôt en séries
plus ou moins longues constituant alors de vrais accès de
tachycardie paroxystique.

Il résulte de tous ces faits que des troubles à localisations
diverses peuvent apparaître dans le muscle cardiaque, sous l'influence du système nerveux. De ce que nous arrivons à préciser
le point de départ de telle contraction pathologique dans telle
région du muscle cardiaque, il ne faudrait pas conclure qu'il existe
toujours une lésion matérielle localisée de cette région; des
modifications nerveuses et notamment l'excitation du sympathique
peuvent être à l'origine du trouble pathologique bien que celui-ci
semble exactement localisé dans une portion du myocarde. A
côté des troubles liés à une altération matérielle du muscle cardiaque, plaque de sclérose, lésions dégénératives, il faut tenir
compte de ceux qui relèvent d'une anomalie fonctionnelle même
nettement localisée.

Si nous envisageons l'ensemble des rapports du myocarde et
du système nerveux, nous nous rendrons encore mieux compte
maintenant de l'intime intrication et de l'association indissoluble
du muscle cardiaque et du système nerveux. Si le muscle cardiaque présente en lui-même et surtout dans les restes embryonnaires qui y sont englobés certaines propriétés comme l'automatisme rythmique, l'influence du système nerveux n'en est pas
moins évidente, puisque l'excitation du grand sympathique est
même capable de faire éclore de nouveaux centres d'incitations
contractiles ou d'activer les centres existants. Il ne faut donc
jamais négliger l'action du système nerveux, même dans les cas
où l'on arrive par l'examen des manifestations cliniques à localiser les troubles d'une façon précise dans le myocarde. Les
localisations myocardiques peuvent être exactes, sans exclure
pour cela l'influence nerveuse.

III. — MANIFESTATIONS CLINIQUES ET MÉTHODES D'EXAMEN PERMETTANT DE FAIRE LE DIAGNOSTIC DES LOCALISATIONS CARDIAQUES

Conditions cliniques. — Certaines manifestations cliniques
peuvent servir à préciser les localisations cardiaques, anatomiques
ou fonctionnelles. C'est ainsi que la tachycardie des maladies
fébriles, que la tachycardie si fréquemment observée chez les

tuberculeux ont leur point de départ au niveau du nœud sinusal. L'arythmie respiratoire, sur laquelle nous aurons l'occasion de revenir plus loin, reconnaît la même localisation. Dans les cas de bradycardie permanente, si la lenteur du pouls est très marquée les pulsations se maintenant à trente par minute et tombant même parfois au-dessous de ce chiffre, si le malade présente en même temps des crises épileptiformes ou syncopales qui constituent, associées au pouls lent, le syndrome de Stokes Adams, on peut diagnostiquer presque à coup sûr un trouble siégeant au niveau du faisceau de Gaskell-Kent et interrompant le tractus commissural. La bradycardie à point de départ sinusal est beaucoup moins marquée, il y a rarement moins de quarante-cinq pulsations à la minute et ce n'est que tout à fait exceptionnellement qu'on observe dans cette variété quelques rares attaques syncopales. Les conditions cliniques dans lesquelles surviennent et évoluent les troubles du rythme peuvent donc fournir quelques indications sur le siège des troubles fonctionnels ou des lésions cardiaques. Mais à vrai dire, les diagnostics reposant uniquement sur de telles manifestations sont toujours sujets à caution. Des moyens d'explorations plus précis et plus pénétrants doivent être mis en œuvre pour arriver à une certitude. Nous passerons en revue successivement ces différents modes d'examen, en mettant surtout en lumière ce qui a trait aux localisations cardiaques.

Tracés du pouls artériel. — Le sphygmographe confirme d'abord les renseignements fournis par la simple palpation de l'artère. On notera facilement le degré de ralentissement du pouls et on pourra, d'après ces constatations, soupçonner le siège du trouble cardiaque ; mais c'est tout ce que l'on peut faire en l'absence d'autres examens.

Par contre, on peut, en général, reconnaître *l'arythmie complète*, encore appelée arythmie perpétuelle (Hering), à la simple palpation et surtout dans les tracés sphygmographiques. Dans cette variété d'arythmie, le désordre est absolument complet, il n'y a pas deux pulsations de suite qui se ressemblent, il n'y a pas deux intervalles égaux qui se succèdent. Inégalité dans le temps, inégalité dans la hauteur et dans la forme des tracés des divers soulèvements du sphygmogramme, telle est sa caractéristique. Cette arythmie est fréquente chez les malades porteurs de lésions mitrales ; aussi l'avait-on décrite il y a longtemps sous le nom de « pouls mitral ». Quand le pouls présente ces particularités, il y a lieu de penser qu'il existe des lésions auriculaires diffuses, ou des troubles fonctionnels des oreillettes liés sans doute à la distension de ces cavités.

Sans entrer actuellement dans le détail de faits sur lesquels nous reviendrons plus loin, il est cependant intéressant de signaler les renseignements importants et déjà précis que la simple étude des tracés artériels peut fournir sur le point de départ des contractions prématurées du cœur ou extrasystoles. La mensuration des espaces qui séparent de l'extrasystole la contraction qui la précède et celle qui la suit, et le fait que la somme de ces deux intervalles est égale ou non à la durée de deux révolutions normales, donnent à ce point de vue des indications précieuses. Si la contraction prématurée a son point de départ dans les ventricules, on constate après l'extrasystole un repos prolongé appelé encore repos compensateur (Marey) tel que la somme du temps qui s'écoule entre le soulèvement qui précède l'extrasystole et celle-ci et entre l'extrasystole et le soulèvement suivant, est égale à deux révolutions normales. Quand la contraction prématurée a son point de départ dans les oreillettes la somme de ces deux espaces de temps est inférieure à celle de deux intervalles normaux. Quand l'extrasystole part d'une région très voisine du nœud sinusal, le repos compensateur manque et le temps qui s'écoule entre l'extrasystole et la contration suivante est à peu près égal à celui qui sépare deux contractions ordinaires. Cependant, on constate parfois une certaine irrégularité dans les contractions qui suivent immédiatement une extrasystole de cette variété.

L'étude précise du sphygmogramme à l'aide des mensurations n'est donc pas à dédaigner ; elle fournit, dans certaines circonstances, des données assez précises sur les localisations cardiaques. Cependant, dans la plupart des cas, ces renseignements sont insuffisants ou manquent de certitude ; d'autres méthodes doivent être mises en œuvre.

Tracés artériels ou apexiens et jugulaires simultanés. — On sait le parti que J. Mackenzie a tiré des tracés simultanés des artères ou de la pointe du cœur et du pouls jugulaire pour l'étude de la mécanique cardiaque. La méthode qu'il a instituée fournit des indications précieuses sur les localisations cardiaques.

Avant les travaux de Mackenzie, les notions que l'on possédait sur le pouls veineux étaient à la fois inexactes et incomplètes. On ne se préoccupait du pouls veineux qu'à l'occasion de l'insuffisance tricuspidienne et de l'asystolie. En réalité, la sémiologie du pouls veineux n'est pas limitée à ces cas particuliers ; elle est beaucoup plus générale. On peut, en effet, en se servant de la méthode graphique, enregistrer les pulsations jugulaires chez la plupart des sujets ; elles existent même chez les individus normaux.

L'examen des tracés de pouls veineux fournit des renseignements précis sur le fonctionnement du cœur. Les différentes phases des révolutions cardiaques sont représentées dans les tracés jugulaires par des soulèvements. et par des dépressions dont nous aurons à déterminer la signification physiologique, en prenant comme exemple le pouls veineux normal.

On désigne les soulèvements et les dépressions par des lettres,

TABLEAU MONTRANT L'ÉTAT SIMULTANÉ DES OREILLETTES
ET DES VENTRICULES AUX DIFFÉRENTS MOMENTS DU POULS VEINEUX.

Pouls veineux	Soulèvement a	Début de la chute x	Soulèvement c	Fin de la chute x appelée x'	Soulèvement v	Chute y.
Oreillettes.	Contractées.	Relâchées.	Relâchées.	Relâchées.	Relâchées (le sang continuant à se déverser dans l'oreillette droite, il se produit un remous cause de v).	Relâchées.
Ventricules.	Relâchés.	Relâchés.	Contractés.	Contractées.	Contractés.	Relâchés.

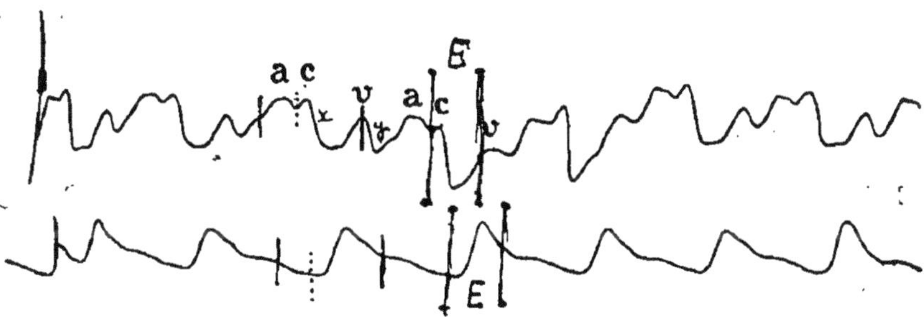

Fig. 1. — Tracé veineux normal pris sur un sujet normal. En haut, ligne du temps, 1/5 de seconde; au dessous, pouls jugulaire; en bas, pouls radial (figure de l'article de l'auteur. « Les notions nouvelles sur le pouls veineux. » *La Presse médicale*, 24 juillet 1912).

suivant une nomenclature établie par Mackenzie et adoptée par la généralité des auteurs.

Le tracé veineux normal présente, pendant la révolution cardiaque, un premier soulèvement, soulèvement a ou *soulèvement auriculaire*, causé par la contraction .de l'oreillette droite synchrone avec celui de l'oreillette gauche. La dépression x commence au sommet du soulèvement a ; cette dépression est due au relâchement de l'oreillette droite, synchrone avec celui de l'oreillette gauche. La dépression x est interrompue par le soulèvement c, ou *soulèvement carotidien*, qui est déterminé, selon les uns, par la pulsation de la carotide contiguë à la veine jugulaire, et selon les autres, par le choc de la valvule tricuspide brusquement soulevée au début de la systole ventriculaire. Un dernier soulèvement, soulèvement *v*, ou *soulèvement ventriculaire*, reconnaît pour cause le remous qui se produit dans les veines caves et jugulaires au moment où le sang qui s'écoule de ces veines est arrêté par suite de la réplétion de l'oreillette droite, cette dernière étant fermée en bas par la valvule tricuspide close pendant la systole ventriculaire. Au sommet du soulèvement *v* commence la chute *y*, déterminée par la dépression et par l'appel de sang causés par l'ouverture brusque de la valvule tricuspide au début de la diastole générale du cœur. Après la chute *y*, il y a souvent une ascension progressive de la ligne du tracé due à ce que l'oreillette et le ventricule droits en diastole, ne formant plus qu'une seule cavité, sont peu à peu remplis par le sang qui se déverse des veines. Ensuite, commence un nouveau cycle par un soulèvement *a* (voir fig. 1).

IMPORTANCE DES TRACÉS JUGULAIRES POUR LE DIAGNOSTIC DES LOCALISATIONS CARDIAQUES. — Il résulte de ce rapide exposé que l'étude des tracés jugulaires permet de reconnaitre le mode de succession des contractions auriculaires et ventriculaires. On diagnostiquera facilement à l'aide de ces tracés les arythmies résultant d'un trouble du nœud sinusal ; les soulèvements *a* surviennent en pareil cas à des moments anormaux, mais ils sont suivis des soulèvements *c* et *v* dans l'ordre et après le temps habituel.

Nous verrons que les troubles partiels du faisceau de Gaskell-Kent retardent le passage de l'incitation contractile des oreillettes aux ventricules et déterminent un allongement plus ou moins marqué de l'espace *a c*. Dans certains cas, on constate l'indépendance complète des soulèvements *a* par rapport aux soulèvements *c* et *v* ; cette forme de pouls veineux traduit la dissociation auriculo-ventriculaire complète, oreillettes et ventricules se contractant à leur rythme propre ; pareil syndrome est la conséquence d'une lésion sectionnant complètement le faisceau ou d'un trouble en supprimant la fonction.

L'absence de soulèvement auriculaire *a*, la présence, quand le pouls est suffisamment lent, d'une sorte de ligne tremblée due à la trémulation des oreillettes est caractéristique de la fibrillation auriculaire. Cette fibrillation auriculaire est elle-même la cause immédiate de l'arythmie complète des ventricules (Th. Lewis).

Les tracés veineux permettent, dans la plupart des cas, de préciser le point de départ des contractions prématurées, des extrasystoles, suivant le mode de succession des soulèvements

et en tenant compte aussi de ce fait que, dans un grand nombre
de cas, le rythme des excitations contractiles sinusales est con-
servé en sorte que les contractions auriculaires et les soulèvements qui les représentent se reproduisent à intervalles égaux.

On se rend compte, d'après cette rapide énumération, des ser-
vices considérables que rendent les tracés du pouls veineux pour
déterminer en clinique les localisations cardiaques.

Auscultation du pouls veineux. — L'examen du pouls
veineux ne pouvait se faire jusqu'à présent qu'à l'aide de la
méthode graphique. La simple inspection du cou fournit bien
quelques renseignements : distension plus ou moins grande des
veines jugulaires, présence de mouvements de retrait de ces
mêmes veines, notions qui, somme toute, sont assez vagues.
Mais pour obtenir quelques précisions, il fallait prendre des
tracés.

Malheureusement la méthode graphique nécessite une ins-
trumentation que l'on n'a pas toujours à sa portée. Il était donc
intéressant de trouver un mode d'examen plus facile à mettre
en œuvre dans toutes les circonstances.

C'est dans ce but que nous avons pensé à ausculter les veines
jugulaires et nous avons trouvé ainsi un nouveau procédé d'investigation qui, sans fournir des renseignements aussi exacts ni
aussi certains que les tracés, donne cependant des notions que
l'on n'obtient pas à l'aide des autres procédés d'exploration
clinique : l'auscultation des veines jugulaires permet de se rendre
compte de la succession des différentes phases de la contraction cardiaque.

Cette auscultation est délicate et doit être pratiquée suivant
une technique précise.

Il convient, d'ailleurs, d'ajouter qu'il est impossible, chez certains sujets, d'entendre les bruits jugulaires, même en se mettant
dans les meilleures conditions et en appliquant exactement la technique. Cependant, avant de renoncer à percevoir ces signes
d'auscultation, il faut déplacer le stéthoscope, ausculter les
régions voisines, et on arrivera parfois à entendre nettement,
alors qu'au premier abord l'examen semblait devoir être négatif.

TECHNIQUE. — Le malade est couché *sur le dos, à plat, sans
oreiller ni traversin, la tête aussi basse que possible*. On se sert
d'un stéthoscope à petit pavillon (de deux centimètres de diamètre environ). On se place à la droite du malade et on ausculte de préférence avec l'oreille gauche. Le point d'application
du stéthoscope est à la base du cou, du côté droit, entre les
deux chefs sternal et claviculaire du sterno-cléido-mastoïdien,
le plus près possible de la clavicule. Il faut incliner l'axe du
stéthoscope d'environ 45 degrés, de telle façon que le pavillon,

appliqué entre les deux tendons du muscle, soit dirigé, non pas perpendiculairement à l'axe du cou, mais obliquement en bas, en arrière et en dedans, vers le médiastin.

Dans certains cas, il est nécessaire de chercher les signes d'auscultation dans des régions voisines du point d'élection. C'est ainsi que l'on entend quelquefois mieux les bruits en arrière du chef claviculaire du sterno-mastoïdien, ou en dirigeant le stéthoscope sous ce muscle, en arrière de la clavicule; parfois au contraire il faut ausculter en dedans du chef sternal, presque sur la partie médiane. Toutes ces régions devront être explorées si on ne perçoit pas bien les bruits.

L'oreille appuiera le moins possible sur le stéthoscope; on s'exercera à graduer la pression du stéthoscope sur les parties sous-jacentes. *Cette pression sera très légère, minime,* dans la plupart des cas. Si l'on appuie trop, on écrase la jugulaire et on n'entend plus la veine, mais l'artère voisine. C'est la partie délicate de la technique.

Cependant on devra exercer une pression un peu plus forte, bien que toujours modérée, quand le sterno-mastoïdien est contracté et tend les téguments entre ses deux chefs.

De plus, les bruits que l'on perçoit sont en général peu intenses. Un silence absolu est donc indispensable autour de la personne qui ausculte et il faut le plus souvent que le sujet retienne sa respiration.

On aura soin de prendre en même temps le pouls radial, afin de localiser dans le temps les bruits perçus à l'auscultation de la veine jugulaire.

AUSCULTATION DU POULS VEINEUX NORMAL. — En se mettant rigoureusement dans ces conditions, on entend trois bruits qui reproduisent exactement le rythme du bruit de galop. C'est-à-dire qu'on distingue deux premiers bruits très rapprochés, puis viennent successivement le petit silence, un deuxième claquement, enfin le grand silence; puis le cycle recommence. On arrive à situer ces différents bruits et à préciser les moments de la révolution cardiaque auxquels ils correspondent en prenant en même temps le pouls radial. C'est ainsi qu'on se rend compte que le premier des deux bruits rapprochés par lesquels commence la révolution cardiaque se produit avant la pulsation radiale, alors que le bruit qui suit immédiatement le précédent concorde sensiblement avec le pouls radial. Le troisième bruit, celui qui suit le petit silence, est le claquement sigmoïdien propagé, ainsi qu'on peut s'en rendre compte, en auscultant la jugulaire à l'aide de l'oreille gauche, en même temps qu'on ausculte le cœur par l'autre oreille à l'aide d'un stéthoscope à tubes de caoutchouc.

Le premier bruit, celui qui précède la pulsation radiale, est en général d'un timbre assez sourd ; il survient avant la contraction ventriculaire ; il se produit pendant la période de la révolution cardiaque qu'on appelle la présystole. Il est dû à la contraction auriculaire ; il correspond au soulèvement a du tracé veineux. Le bruit qui le suit aussitôt coïncide avec le pouls radial. Il est la propagation du claquement des valvules auriculo-ventriculaires, il est donc l'homologue du soulèvement c. Quant au troisième bruit, celui qui suit le petit silence, il est dû au claquement sigmoïdien propagé. La fermeture des valvules sigmoïdes se produit dans les tracés veineux, un peu avant le sommet du soulèvement v, point où commence la diastole générale du cœur. Le moment de l'abaissement des sigmoïdes est parfois marqué dans le tracé jugulaire par une petite encoche que je désigne par la lettre s. Notons que la fermeture des sigmoïdes précède d'un temps très court le début de la diastole.

En résumé, l'auscultation veineuse nous fournit, dans la plupart des cas, des indications précieuses. Elle nous permet de percevoir le moment de la contraction auriculaire, celui de la contraction des ventricules, et enfin à peu près le début de la diastole ; elle fait entendre en quelque sorte les accidents a, c et le sommet v des tracés jugulaires.

Nous verrons plus loin les modifications que subissent ces bruits à l'état pathologique et les renseignements importants qu'on en peut tirer au point de vue des localisations cardiaques.

Tracés œsophagiens (Minkowski, Rautenberg, Clerc et Esmein). — Les tracés œsophagiens se prennent à l'aide d'une sonde œsophagienne munie à son extrémité inférieure d'un petit ballon de caoutchouc.

Ces tracés donnent des renseignements sur l'oreillette gauche et sur la systole ventriculaire. Malheureusement les données obtenues à l'aide de cette technique, pénible pour le malade, sont encore incertaines et souvent d'une interprétation délicate.

Electrocardiographie. — L'électrocardiographie fournit des renseignements particulièrement précieux pour les localisations cardiaques. La méthode repose sur ce fait que les parties d'un muscle qui sont en état de contraction deviennent électro-négatives. Par suite si l'on réunit par un système conducteur les portions non contractées du muscle à celles qui le sont, de façon à fermer le circuit électrique, un courant s'établira, allant des premières aux secondes. Les changements électriques qui se produisent dans le muscle cardiaque par la contraction successive de ses différents segments sont mis en circuit, c'est-à-dire qu'on réunit par un système conducteur la base du cœur à la région de la pointe. Le cœur constitue ainsi une sorte de pile variable. Quand la base se contracte, elle devient électro-négative et un courant parcourt le circuit, allant de la pointe vers la base; le courant se dirige en sens inverse quand la pointe se contracte. En fait, le circuit comprend le cœur, les bras ou un bras et une jambe, des solutions salines contenues dans deux vases isolés, des électrodes impolarisables réunies par des fils métalliques au galvanomètre à corde d'Einthoven, appareil extrêmement sensible.

On se sert successivement de plusieurs voies de conduction : conduction I, bras droit, bras gauche; conduction II, bras droit, jambe gauche; conduction III, bras gauche, jambe gauche.

Les changements électriques qui surviennent dans les différentes portions du cœur s'extériorisent par un tracé, à l'aide de dispositifs sur lesquels nous ne pouvons insister ici. Les connexions sont établies de telle façon que tout changement négatif de la base du cœur se traduise dans le tracé par un soulèvement; au contraire l'état électro-négatif de la pointe se reconnaît à un abaissement au-dessous de la ligne représentant l'état neutre ou iso-électrique.

On pourrait, en disposant les fils en sens inverse, obtenir des courbes en sens contraire; mais il est universellement convenu que le circuit sera établi de façon que l'électro-négativité de la base du cœur donne lieu à un soulèvement. Une autre convention permet de se rendre compte dans tous les tracés de la force électromotrice dégagée par le cœur. En effet, on règle l'appareil avant chaque prise de tracé, de façon qu'une différence de tension d'un millivolt détermine une déviation d'un centimètre de l'ombre de la corde sur la fente derrière laquelle passe le film ou le papier sensible, en sorte qu'un millivolt dans un sens détermine un soulèvement d'un centimètre, un millivolt en sens inverse un abaissement, d'un centimètre au-dessous de la ligne isoélectrique.

Il résulte de ces quelques notions indispensables que la méthode électrocardiographique enregistre le point de départ et le mode de progression de la contraction dans les différents segments du muscle cardiaque. Elle est donc essentiellement propre à déterminer et à préciser les localisations cardiaques.

Grâce à l'expérimentation chez le chien, aidée de l'électrocardiographie, Th. Lewis a obtenu de nombreuses données qui permettent de localiser le point de départ des contractions cardiaques anormales. Déterminant des contractions anormales par excitation de diverses régions du cœur chez le chien, il a soigneusement noté la forme des électrocardiogrammes que donnaient ces contractions provoquées. Si l'on rapproche les images ainsi obtenues de celles que produisent des contractions anormales chez l'homme, on constate que ces électrocardiogrammes sont analogues. En établissant des comparaisons entre des électrocardiogrammes expérimentaux et ceux qu'on observe chez l'homme, on arrive à préciser assez facilement dans la plupart des cas le point de départ des contractions chez l'homme. Cette méthode a fait faire un grand pas à l'étude des localisations cardiaques.

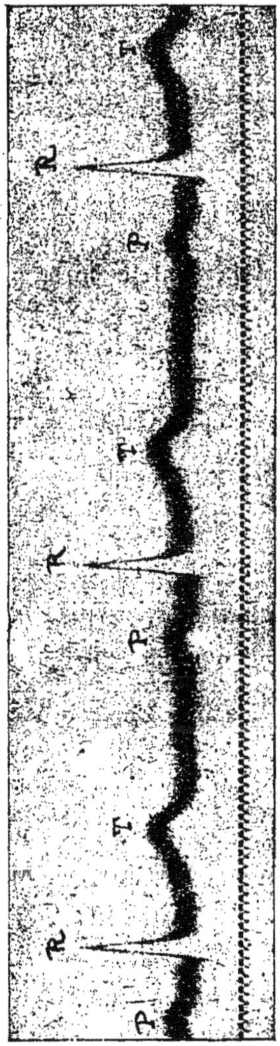

Il nous faut maintenant rappeler rapidement les particularités de l'électrocardiogramme normal chez l'homme. Il convient de remarquer d'abord qu'il est toujours utile de prendre pour chaque examen des tracés suivant chacune des trois conductions habituelles. Il n'est pas rare, en effet, que certaines particularités soient plus nettes dans une des conductions ou même qu'elles ne se voient pas dans toutes; de plus, la comparaison des trois tracés fournira souvent des renseignements intéressants, notamment sur l'hypertrophie du ventricule droit ou du ventricule gauche.

Dans l'électro-cardiogramme normal, on rencontre un premier soulèvement P peu élevé, dû à la contraction des oreillettes; après ce soulèvement, on voit une très courte ligne horizontale, puis survient un soulèvement très haut, pointu, à angle aigu, que l'on désigne par la lettre R. La branche descendante du soulèvement R dépasse en bas la ligne horizontale formant un abaissement à angle aigu, beaucoup plus petit que le soulèvement R, on désigne cette oscillation au dessous de la ligne horizontale par la lettre S.

Puis vient une ligne horizontale, iso-électrique et aussitôt

Fig. 2. — Électrocardiogramme. Conduction : bras droit, jambe gauche ; temps, 0",02. Hauteur des soulèvements : 1 centimètre pour 1 millivolt. Sujet à peu près normal ; cependant l'espace PR dure 0",18, limite de la normale, et le soulèvement T est plus élevé qu'à l'état normal.

après un soulèvement arrondi en dôme, au-dessus de la ligne horizontale. Ce soulèvement qu'on désigne par la lettre T est plus ou moins haut, il atteint, en général, le quart du soulèvement R. Les accidents R, S, la ligne iso-électrique et T appartiennent à la contraction des ventricules. Parfois on constate immédiatement avant R un abaissement inconstant appelé Q qui est également lié à la systole ventriculaire (voir fig. 2).

Les mensurations de ces divers soulèvements seraient intéressantes à envisager parce qu'elles semblent donner quelques résultats utilisables en clinique. Mais l'exposé de ces faits serait en dehors de notre sujet. Par contre, il est un espace dont l'étude présente une importance primordiale, c'est l'espace qui s'écoule entre le début de la contraction auriculaire et le commencement de la systole ventriculaire, c'est l'espace PR qui est l'homologue de l'espace *a c* des tracés de pouls veineux. Cet espace PR dure à l'état normal de 0″,12 à 0″,18. Il s'allonge, comme nous aurons l'occasion de le montrer plus loin, quand il existe une lésion matérielle ou un trouble fonctionnel entravant la conduction du faiseau de Gaskell-Kent.

Nous n'entrerons pas dans la discussion détaillée de la signification des différentes portions de l'électrocardiogramme ventriculaire. L'accord n'est pas encore fait. De nombreuses théories ont été émises. Toutes sont hypothétiques. Nous exposerons seulement le mécanisme tel qu'il a été décrit par Th. Lewis. Cet auteur insiste, d'ailleurs, à plusieurs reprises sur ce fait que l'opinion qu'il expose est en grande partie hypothétique.

Rappelons que les ventricules sont constitués par trois couches de fibres musculaires ; une couche extérieure formée de fibres en spirale à direction générale longitudinale, une couche interne de fibres longitudinales dont font partie les muscles papillaires, une couche moyenne circulaire. De nombreuses anastomoses unissent ces différentes couches.

Th. Lewis accepte que la contraction des ventricules commence par le ventricule droit dont la systole précéderait celle du ventricule gauche de 0″,02 (Stassen). Ce sont, d'abord, les muscles papillaires et particulièrement ceux du ventricule droit qui entrent en contraction (Hering, Saltzman). Le soulèvement R serait le résultat de la contraction de ces parties du myocarde (Nicolaï). Th. Lewis remarque à ce propos que l'excitation directe d'un gros pilier du ventricule droit à l'aide d'une électrode introduite dans cette cavité détermine une courbe qui commence par un soulèvement. Si la contraction ventriculaire débute par cette région qui est en somme à la base de l'ensemble du cœur, le sommet R sera le premier indice de la contraction ventriculaire dans l'électrocardiogramme. Dans d'autres cas, où il y a d'abord un abaissement Q, il est probable que la contraction commence dans des parties plus rapprochées de la pointe (Einthoven).

Puis l'incitation contractile se répand partout dans les deux ventricules ; la région de la pointe se contracte et suivant que sa contraction l'emportera plus ou moins sur celle de la base, S sera plus ou moins profond. Ensuite toute la masse ventriculaire est en systole et les états électriques de la base et de la pointe se neutralisent, d'où production de la ligne iso-électrique horizontale. Le soulèvement T qui se produit ensuite est le résultat de la prédominance finale de la contraction de la base. Gotch a mis en évidence que le soulèvement T est lié à la persistance de la contraction dans la musculature qui avoisine l'origine de l'aorte et de l'artère pulmonaire. La contraction suivrait, d'après cet auteur, le trajet du tube cardiaque primitif : elle chemine d'abord de la partie auriculaire de la base des ventricules vers la pointe (activité de la base R, activité de la pointe S) pour retourner ensuite à la base, mais dans la partie artérielle (aortique et pulmonaire) de celle-ci (activité de la base T).

Tout en faisant remarquer que beaucoup de points restent encore obscurs et que de nouvelles recherches sont nécessaires, on se rend compte cependant des renseignements précieux que fournit l'électrocardiographie sur le fonctionnement du cœur normal ou du cœur malade et tout particulièrement au point de vue des localisations cardiaques.

Epreuves de l'atropine (Dehio) **et du nitrite d'amyle** (Josué et Godlewski). — L'atropine et le nitrite d'amyle suspendent d'une façon passagère l'action cardio-inhibitrice des pneumogastriques. On a mis à profit l'influence de ces deux substances sur les nerfs vagues pour préciser chez les malades la physiologie pathologique des bradycardies.

Pour pratiquer l'épreuve de l'atropine, on injecte sous la peau un milligramme de sulfate neutre d'atropine dans un centimètre cube d'eau distillée. Si cette première injection n'a pas donné de réaction positive, on est autorisé à injecter 2 milligrammes le lendemain. On note souvent, même quand la réaction se montrera plus tard positive, une légère diminution du nombre des contractions cardiaques dans les cinq à dix minutes qui suivent l'injection. Puis, un quart d'heure après l'injection, survient une accélération nette du pouls atteignant son maximum au bout d'une demi-heure à trois quarts d'heure, pour décroître plus ou moins rapidement, le retour à la normale se produisant en une ou plusieurs heures. Dans certains cas, l'accélération n'apparaît qu'au bout d'une heure. Il n'est pas rare que l'accélération ne persiste que quelques minutes. Il est donc nécessaire de compter le pouls toutes les cinq minutes pour ne pas laisser échapper une accélération passagère. De plus, on ne doit conclure à une épreuve négative qu'après avoir suivi le malade pendant une heure. On aura soin de maintenir le malade couché et au calme pendant la durée de l'épreuve.

La technique de l'épreuve du nitrite d'amyle est plus simple et surtout plus rapide. Le sujet étant couché sur le dos, la tête légèrement relevée, on compte le pouls, puis on fait inhaler le nitrite d'amyle. Pour cela, on brise une ampoule de 5 à 10 gouttes de nitrite d'amyle dans une compresse de toile ou de gaze que l'on applique sur le nez et la bouche, en ayant soin de briser l'ampoule dans la compresse même sous une épaisseur de toile ou de gaze afin d'éviter que des fragments de l'ampoule viennent en contact avec le visage du malade. On recommande au sujet de respirer largement. Au bout de peu d'instants, on voit la face se congestionner. En même temps le sujet accuse une sensation spéciale de chaleur à la face avec battements au niveau des tempes. A ce moment même, quelques secondes après le début de l'épreuve, on constate une accélération très considérable du pouls. On compte les pulsations pendant plusieurs quarts de minute pour tenir compte de celui où l'on aura le chiffre le plus élevé; puis on cesse aussitôt l'inhalation. Au bout de quelques minutes le pouls est redevenu normal.

Les épreuves sont positives, quand l'accélération se produit. Celle-ci est en général de 25 pulsations environ pour l'épreuve de l'atropine et de 60 pulsations pour celle du nitrite d'amyle, mais elle peut être plus considérable. Les épreuves sont négatives quand la fréquence du pouls n'augmente pas.

L'épreuve de l'atropine et celle du nitrite d'amyle fournissent des renseignements analogues. Cependant l'épreuve du nitrite d'amyle est de beaucoup préférable à celle de l'atropine.

L'épreuve du nitrite d'amyle est beaucoup plus rapide; elle donne en même temps des résultats plus nets et plus marqués, l'accélération étant plus grande.

De plus l'épreuve de l'atropine reste parfois négative dans des cas où elle devrait être positive (Muller, Josué, Lian). Ces faits s'observent surtout chez les sujets âgés. Une épreuve de l'atropine négative laissera donc toujours subsister un certain doute. Cette cause d'erreur n'existe pas avec le nitrite d'amyle. Tous les sujets réagissent, sauf, bien entendu, dans les cas pathologiques comportant une épreuve négative.

DEUXIÈME PARTIE. — LOCALISATIONS AU NIVEAU DES RESTES EMBRYONNAIRES DU TUBE CARDIAQUE PRIMITIF

Nous abordons, dans cette deuxième partie, l'étude des localisations cardiaques au niveau des restes embryonnaires du tube cardiaque primitif. En général, il est possible de préciser la localisation des troubles pathologiques quand ceux-ci ont pour point de départ les portions spécialisées du myocarde. Cependant il ne faut pas toujours s'attendre à trouver des altérations du muscle cardiaque dans les régions où siège le trouble fonctionnel. Nous verrons que des manifestations nettement liées à des perturbations de telle ou telle région du muscle cardiaque sont parfois sous la dépendance du système nerveux. Ces faits sont peut-être moins exceptionnels que ne le laisseraient supposer certains travaux récents. Uniquement préoccupé du rôle du muscle cardiaque, on a parfois laissé dans l'ombre celui du système nerveux dont l'action régulatrice et modificatrice s'exerce pourtant d'une façon manifeste sur les fonctions du myocarde.

Nous aurons de plus à envisager plusieurs variétés de troubles pathologiques. Ceux-ci peuvent résulter d'une diminution ou, au contraire, d'une exagération de l'activité de chacun des centres cardiaques en question.

Nous étudierons, dans un premier chapitre, les localisations au niveau du noyau sinusal de Keith et Flack et des parties connexes. Le chapitre suivant traitera des localisations au nœud de Tawara et au faisceau de Gaskell-Kent qui lui fait suite.

I. — LOCALISATIONS AU NIVEAU DU NŒUD SINUSAL DE KEITH ET FLACK ET DES PARTIES CONNEXES

Le noyau ou nœud sinusal représente les restes du sinus veineux dans le cœur de l'homme et des animaux supérieurs. Cette formation différenciée est des plus importantes au point de vue du fonctionnement du cœur; c'est de cette région, en effet, que partent les excitations contractiles chronotropes. L'excitation contractile prend naissance dans le noyau sinusal pour passer ensuite successivement aux autres segments du cœur, amenant la contraction des oreillettes, puis celle des ventricules. Ce noyau a été décrit par Keith et Flack. Les recherches de ces auteurs ont été confirmées par Koch, Schönberg, J. Mackenzie, Th. Lewis, Thorel; ce dernier s'est attaché principalement à l'étude des connexions du noyau avec les autres régions cardiaques.

Description anatomique. — Le nœud sinusal, épais de deux millimètres et long de deux centimètres environ, siège au niveau de la partie droite de la veine cave supérieure, à sa jonction avec l'oreillette droite et se prolonge le long du sulcus terminalis. Le noyau, formé de fibres pâles, est en rapport intime avec une artère ou avec un cercle artériel décrit par Keith et Flack et qui chemine à la jonction sino-auriculaire. Cette artère est entourée d'une couche de tissu fibreux où se trouvent des fibres musculaires spéciales. Keith et Flack ont constaté de plus, dans le nœud musculaire, un grand nombre de fibres nerveuses et de cellules nerveuses qui sont en connexion avec les rameaux du grand sympathique et du pneumogastrique.

La structure du noyau de Keith et Flack est très analogue à celle du nœud de Tawara. Il est constitué par des fibres musculaires grêles n'ayant que la moitié ou le tiers de la largeur de celles de l'oreillette. Ces fibres sont, d'après la description de Keith et Flack, striées, fusiformes, pourvues de noyaux allongés qui se colorent bien. Elles sont anastomosées entre elles, formant un véritable plexus musculaire. Ces fibres sont plongées dans du tissu conjonctif dense.

Connexions du noyau de Keith et Flack. — Du noyau sinusal partiraient, d'après Thorel, des expansions musculaires qui se rendraient les unes dans la partie terminale de la veine cave supérieure, les autres dans les oreillettes où elles se mettraient en connexion avec le nœud de Tawara. Ce seraient des fibres épaisses ayant la struture des fibres de Purkinje.

Ces faisceaux n'ont pas été retrouvés par la plupart des auteurs. Nous verrons plus loin qu'on décrit d'une façon toute différente les connexions du noyau de Tawara avec le myocarde auriculaire. Les recherches de Thorel, pour intéressantes qu'elles sont, ne peuvent être acceptées actuellement, car les descriptions qu'il donne n'ont pas été confirmées jusqu'à présent, bien que de patientes recherches aient porté sur ces régions.

Le noyau sinusal est le point d'origine des excitations contractiles chronotropes du muscle cardiaque. — L'excitation contractile chronotrope part du noyau sinusal pour se transmettre ensuite dans les autres portions du muscle cardiaque. Déjà Hering avait constaté, en 1900, en observant le cœur de lapins mourants que la contraction cardiaque part de l'extrémité auriculaire des veines. Les recherches de Rehfisch, Adam, Langendorff et Lehmann concordent à localiser vers ces régions le point de départ des contractions. En 1907, Hering précise les notions acquises et montre que les excitations se développent normalement dans cette région (excitations nomotopes). Wenckebach pensait que le petit faisceau musculaire décrit par lui représente le point de départ des contractions cardiaques quand Keith et Flack décrivirent le noyau sinusal. Les recherches d'Erlanger et Blackmann, Hering, malgré les faits contradictoires de Jaeger, démontrent que la région sinusale représente réellement la portion du myocarde où se déclanche la contraction cardiaque.

Tous ces travaux entraînent la conviction, mais de nouvelles preuves encore plus péremptoires ont été fournies par les recherches électrocardiographiques poursuivies par Wybauw et Thomas Lewis seul ou en collaboration avec A. et B. S. Oppenheimer sur le cœur du chien. Nous avons signalé plus haut que les portions d'un muscle qui se contractent deviennent électro-négatives par rapport aux autres régions du muscle; c'est sur cette notion expérimentale qu'est fondée la méthode électrocardiographique. Or, Wybauw a constaté, en explorant la surface du cœur du chien, que c'est la région sinusale de l'oreillette droite qui, de tout le cœur, devient la première électro-négative. Th. Lewis est arrivé aux mêmes conclusions; par des recherches minutieuses poursuivies sur le chien à l'aide du galvanomètre à corde, il a constaté, en pratiquant ensuite l'examen histologique, que les régions qui devenaient les premières électro-négatives répondaient au noyau sinusal. Th. Lewis a même réussi à délimiter le noyau de Keith et Flack à l'aide de cette méthode. Enfin, Cohn et Kessel ont constaté sur le cœur isolé que l'excision du nœud sinusal détermine, dans la majorité des cas, l'arrêt des contractions cardiaques.

Les recherches des physiologistes sont donc probantes et il est aujourd'hui démontré que le lieu d'origine des contractions normales du cœur se trouve au niveau du nœud de Keith et Flack. C'est là que siège le point de départ des excitations chronotropes. Le nœud sinusal est, suivant la terminologie de Hering, le centre d'origine des contractions nomotopes. Par contre, toute contraction cardiaque naissant dans une autre région procède d'un point d'origine hétérotope.

Troubles pathologiques siégeant au niveau du nœud sinusal de Keith et Flack. — Nous ne précisons pas dans ce titre la présence ou non d'altérations anatomiques du noyau sinusal. C'est qu'on ne possède, à vrai dire, que des documents insuffisants sur les lésions de cette région. Par contre, nous savons que des influences diverses sont capables de déterminer des modifications du rythme dont le point de départ est facile à localiser dans la portion du cœur qui nous intéresse. Les troubles fonctionnels nettement sinusaux sont extrêmement communs et il est vraisemblable qu'ils se produisent le plus souvent sans aucune lésion de la région en question.

Les troubles des fonctions du noyau sinusal peuvent être de diverses sortes : tantôt l'activité du noyau est exagérée, tantôt elle est, au contraire, diminuée ; dans d'autres cas, les excitations contractiles se produisent irrégulièrement. C'est ainsi qu'on observe des tachycardies, des bradycardies et des irrégularités du rythme d'origine sinusale. Puis, nous envisagerons les relations qui existent entre les lésions du nœud de Keith et Flack et une variété particulière d'arythmie : l'arythmie complète due à la fibrillation auriculaire. Disons de suite que les observations relatant en pareil cas des lésions du noyau sinusal sont loin d'entraîner la conviction. Enfin nous signalerons les extrasystoles sinusales sur lesquelles nous reviendrons dans la troisième partie de ce travail.

Caractères communs des troubles du rythme siégeant au noyau sinusal de Keith et Flack. — Si l'on excepte la fibrillation auriculaire dont les rapports avec les altérations du nœud sinusal sont discutables, les troubles du rythme dont le point de départ se trouve au nœud de Keith et Flack présentent des caractères communs qu'il est intéressant de grouper afin de leur donner toute leur valeur diagnostique.

Les notions physiologiques que nous avons rapidement exposées plus haut permettront de comprendre facilement les manifestations résultant d'un trouble du fonctionnement du noyau sinusal. Celui-ci représente le point de départ rythmique des incitations contractiles qui se répandent ensuite dans les différentes portions du muscle cardiaque. L'irrégularité ou les modifications du rythme chronotrope des excitations du sinus détermineront par suite des troubles analogues des contractions cardiaques. Si le « primum movens, » « le déclanchement contractile » se produit dans le noyau sinusal à des intervalles anormaux, les contractions de tout le cœur qui en sont la conséquence et la suite, surviendront suivant le même rythme anormal. Mais le trouble de la contraction cardiaque ne se produit qu'au point de départ. Par la suite, la systole cardiaque s'accomplit suivant le mode physiologique. Le moment du départ est seul troublé ; la série des actes qui composent la contraction du cœur s'accomplit normalement et dans le temps habituel. C'est ainsi que les oreillettes se contractent d'abord, puis le temps normal d'un cinquième de seconde s'écoule entre le début de la contraction auriculaire et celui de la contraction ventriculaire. Une image très simple mettra bien en lumière le caractère essentiel de ces sortes d'arythmies. On peut comparer la systole cardiaque à autant de voyages accomplis à intervalles de temps égaux et réglés suivant un trajet et à une vitesse, toujours les mêmes dans les conditions normales. Dans l'arythmie sinusale, rien n'est changé au trajet, ni à la vitesse, par contre, les heures de départ sont modifiées. Elles peuvent être plus rapprochées ou plus espacées, tout en restant régulières (tachycardie, bradycardie). Dans d'autres cas, les départs se produisent à intervalles inégaux.

La caractéristique des troubles du rythme d'origine sinusale est donc que les tracés ne montrent aucune anomalie dans les différents actes de la contraction cardiaque ou parfois seulement une légère accélération de transmission, alors que le moment du début de chaque révolution cardiaque est seul modifié.

TRACÉS ARTÉRIELS OU APEXIENS ET JUGULAIRES SIMULTANÉS. — C'est ainsi qu'on retrouve les différents soulèvements du pouls veineux dans leur succession normale. A chaque révolution cardiaque, on voit dans le tracé jugulaire un soulèvement *a* dû à la contraction auriculaire, suivi à un cinquième de seconde d'intervalle par le soulèvement *c* causé par le choc de fermeture des valvules auriculo-ventriculaires d'après les uns, par la pulsation de la carotide voisine d'après les autres; en tout état de cause, le soulèvement *c* représentant le début de la systole ventriculaire. Puis vient le soulèvement *v* occasionné par le remous produit par le sang qui, continuant de s'écouler dans l'oreillette droite par les veines caves, est arrêté par la valvule tricuspide fermée pendant la contraction du ventricule. Au sommet de *v* commence la chute *y*, en rapport avec la diastole générale. En un mot, le tracé est complet. Nous verrons qu'on observe seulement quelques légères modifications des tracés jugulaires, dans les cas de tachycardie intense.

AUSCULTATION DU POULS VEINEUX. — L'auscultation du pouls veineux concorde avec les tracés. On constate à chaque révolution les trois bruits normaux; les révolutions cardiaques sont plus ou moins rapprochées.

ELECTROCARDIOGRAMMES. — Les électrocardiogrammes reproduisent absolument les caractères des tracés artériels et jugulaires simultanés. Les voies de propagation des contractions sont normales et les tracés de chaque révolution cardiaque pris séparément ne présentent aucune anomalie. La fréquence des révolutions est seule modifiée.

Les détails de l'électrocardiogramme normal se retrouvent dans chaque révolution prise en particulier. Le soulèvement auriculaire P précéde de 0″,12 à 0″,18 le soulèvement R pointu et élevé, qui appartient au complexe ventriculaire et qui est rarement précédé d'un abaissement Q toujours minime. Après le soulèvement R, souvent suivi d'un abaissement S peu profond, on voit une ligne horizontale iso-électrique suivie du soulèvement T arrondi et allongé ; la fin de T marque le début de la diastole générale du cœur suivie d'une nouvelle révolution cardiaque. Ici encore, la révolution cardiaque elle-même se produit suivant le mode physiologique ; seul est modifié le moment où elle survient. En résumé, contraction cardiaque normale, mais déclanchée à des intervalles anormaux, telle est la caractéristique des troubles d'origine sinusale.

Tachycardie sinusale. — Conditions étiologiques. — Les conditions étiologiques dans lesquelles survient la tachycardie permettent de soupçonner son origine sinusale.

C'est ainsi qu'appartiennent à cette classe toutes les tachycardies physiologiques : celle qui survient à la suite des efforts, de l'ascension d'un escalier, après la course, la tachycardie émotive, la tachycardie orthostatique.

La tachycardie fébrile est aussi d'origine sinusale. Les contractions rapides du cœur qui s'observent dans certaines infections, même indépendamment de la fièvre, reconnaissent le même point de départ ; c'est ainsi que la tachycardie, si fréquente chez les tuberculeux, est d'origine sinusale. Il n'est pas rare de rencontrer dans la convalescence de certaines maladies infectieuses de l'éréthisme cardiaque, en même temps qu'une accélération transitoire ou permanente des contractions cardiaques. En pareil cas, il s'agit encore de tachycardie sinusale.

La tachycardie qui compte parmi les symptômes cardinaux du goitre exophtalmique est le plus souvent une tachycardie sinusale. Elle reconnaît cette origine, du moins en l'absence de complications cardiaques particulières.

Certains poisons provoquent la tachycardie sinusale. C'est ainsi que l'atropine détermine l'accélération du cœur. Cette accélération est due à la paralysie du pneumogastrique et nous avons déjà signalé le parti qu'on tire de cette propriété au point de vue du diagnostic des bradycardies (épreuve de l'atropine). Parmi les toxiques qui déterminent la tachycardie sinusale, une place importante revient aussi au nitrite d'amyle dont l'action paralysante sur le xe paire a été également utilisée pour diagnostiquer le mécanisme des ralentissements du cœur.

Ces notions étiologiques présentent une certaine importance au point de vue même du diagnostic topographique. En effet, toute tachycardie qui survient dans les circonstances que nous venons d'énumérer peut être considérée comme étant très probablement d'origine sinusale. Cependant les tracés seuls permettent d'avoir une certitude.

Notions pathogéniques. — La plupart de ces tachycardies sont vraisemblablement d'origine nerveuse ; elles sont dues à la diminution de l'action modératrice du pneumogastrique et à la prédominance de l'influence accélératrice du grand sympathique.

Cependant, il n'est pas illogique de penser que la tachycardie sinusale peut aussi se produire directement, soit par suite de l'action irritative de certaines lésions localisées au nœud de Keith et Flack, soit par suite de l'influence nocive de poisons microbiens ou autres. En effet, certains poisons déterminent des troubles fonctionnels ou des altérations anatomiques étroitement électifs. A vrai dire, nous ne possédons aucun renseignement précis sur le mode pathogénique des tachycardies sinusales. Il est en général impossible de préciser si les manifestations cardiaques de cet ordre sont la conséquence de troubles de l'innervation, ou si elles sont le résultat d'une action propre du nœud sinusal de Keith. Nous n'avons actuellement à notre disposition aucun moyen d'exploration qui permette d'établir une distinction entre ces deux mécanismes. Tout ce qu'on peut dire, c'est que l'influence du système nerveux sur la production de la tachycardie sinusale ne peut être niée dans la plupart des cas.

Tracés artériels ou apexiens et jugulaires simultanés. — Ce que nous avons dit plus haut des caractères généraux des troubles du rythme d'origine sinusale permet de prévoir quels sont les caractères graphiques de la tachycardie sinusale. C'est ainsi que chaque révolution cardiaque se montre avec ses soulèvements habituels dans le tracé veineux. On trouve un soulèvement a suivi dans le délai normal d'un cinquième de seconde du soulèvement c, puis survient le soulèvement v avec la chute y qui, commençant au sommet de v, marque le début de la diastole générale du cœur.

Cependant, on peut noter quelques modifications des tracés qui sont le résultat de l'accélération du cœur. Le temps a c est parfois plus court qu'à l'état normal ; on peut le voir tomber à $0''{,}10$ ou $0''{,}15$, au lieu de $0''{,}2$, quand le rythme est très rapide.

On observe toujours dans la tachycardie sinusale un raccourcissement du repos du cœur. L'espace qui sépare un soulèvement v du soulèvement a suivant est beaucoup moindre qu'à l'état normal, par suite de la diminution de la diastole générale. Souvent le soulèvement a suit immédiatement le soulèvement v précédent.

Il n'est pas rare non plus que le soulèvement v causé par le

remous du sang sur la valvule tricuspide fermée soit très peu
élevé. Parfois ce soulèvement *v* disparaît complètement ; les
tracés jugulaires ne présentent alors que les soulèvements *a* et *c*.
Il faut éviter de commettre une erreur d'interprétation quand
les tracés ont cette forme. On pourrait croire, en effet, que c'est
le soulèvement *a* qui manque et que le soulèvement *v* existe
seul ; l'absence de soulèvement auriculaire ferait faire le diagnostic de fibrillation auriculaire. Mais cette erreur est toujours
facile à éviter avec un peu d'attention et en prenant soin de
repérer avec précision les tracés veineux par rapport aux tracés
artériels.

Auscultation du pouls veineux. — L'auscultation jugulaire permet d'entendre les trois bruits qui répondent aux différents
soulèvements des tracés. Le rythme est seulement accéléré.

Électrocardiogrammes . — L'examen électrocardiographique
fournit des renseignements qui concordent avec ceux que donnent les tracés. On constate, en effet, que la révolution cardiaque se fait complètement et que la succession des divers éléments de la courbe électrique n'est guère troublée.

Cependant, on observe, quand le rythme est très rapide, des
modifications analogues à celles que l'on voit dans les tracés.
L'espace PR de l'électrocardiogramme, qui est l'homologue de
l'espace *a c* des tracés, est raccourci dans certains cas.

De plus, de même que l'espace *v a* est très réduit dans les
tracés, de même le temps qui s'écoule entre la fin de T et le
début de P dans l'électrocardiogramme (durée de la diastole
générale) est souvent notablement diminué.

Dans certains cas particuliers, quand les contractions cardiaques
sont très fréquentes, on observe une autre modification très cu-
rieuse de l'électrocardiogramme : l'espace TP disparaît complètement et le soulèvement auriculaire P vient tomber sur le soulèvement T précédent. Il y a superposition de T et du soulèvement
auriculaire P suivant. Cette anomalie, facile à interpréter, se
produit dans certaines circonstances spéciales. Les contractions
cardiaques sont si rapprochées que la contraction auriculaire se
produit alors que celle des ventricules n'est pas encore achevée.
Par suite, le deuxième soulèvement du complexe ventriculaire
de l'électrocardiogramme (T) coïncide avec le soulèvement auriculaire suivant. Cette anomalie est favorisée par la présence de
modifications du faisceau de Gaskell-Kent. Nous verrons plus loin
que dans les cas d'altérations des fonctions de conduction des
incitations contractiles des oreillettes aux ventricules, ces incitations mettent plus longtemps qu'à l'état normal pour passer du
myocarde auriculaire au muscle ventriculaire ; il y a donc allongement de *a c* dans les tracés et de PR dans les électrocardio-

grammes. Si un malade présentant cette anomalie de transmission auriculo-ventriculaire est affecté en même temps de tachycardie sinusale, on comprend que la contraction auriculaire finisse par coïncider avec la contraction ventriculaire précédente, l'espace PR qui sépare la contraction auriculaire de la contraction ventriculaire suivante étant anormalement long et ne pouvant se réduire, malgré l'accélération du rythme sinusal. Les troubles de conduction du faisceau auriculo-ventriculaire déterminent donc l'apparition de cette forme particulière d'électrocardiogramme dans les cas de tachycardie sinusale concomitante.

L'interprétation de ces électrocardiogrammes peut donner lieu à des erreurs quand on ne possède pas d'électrocardiogrammes provenant du même malade, alors qu'il n'est pas tachycardique. Cependant, l'absence de soulèvement auriculaire distinct, ainsi que l'absence de toute trace de fibrillation auriculaire, doit faire supposer que le soulèvement P se trouve en réalité confondu avec le soulèvement T précédent, en même temps que l'espace PR est, en général, augmenté. Par contre, l'interprétation est facilitée quand on peut comparer les électrocardiogrammes de la période de tachycardie avec d'autres tracés électriques obtenus alors que le cœur n'est pas accéléré. On se rend compte en effet à l'aide de mensurations que la longueur de l'espace PR pendant la période où le rythme est normal est égale à l'espace qui, pendant la période d'accélération, sépare du soulèvement R le soulèvement unique qui résulte de la fusion du soulèvement P et du soulèvement T précédent.

Ces quelques difficultés mises à part, il est en général facile de reconnaître l'origine sinusale de la tachycardie par ce fait que l'accélération porte seulement sur le rythme du déclanchement des révolutions cardiaques, tandis que les différentes phases de ces révolutions se succèdent selon le mode habituel.

Bradycardies sinusales. — CONDITIONS ÉTIOLOGIQUES. — La bradycardie sinusale, en général passagère, est parfois permanente. J'ai observé cette variété de bradycardie chez les artérioscléreux présentant ou non des lésions aortiques et chez des mitraux. J'ai publié l'observation d'un malade atteint de maladie mitrale qui présentait des accès de tachycardie paroxystique et dont le pouls se maintenait aux environs de 50 à la minute entre les accès (Josué et Chevallier). La bradycardie sinusale permanente peut être congénitale; parfois elle s'observe même chez plusieurs membres d'une même famille.

Les conditions étiologiques que nous venons de signaler n'ont, à vrai dire, qu'une importance secondaire au point de vue du diagnostic de la localisation sinusale de la bradycardie. La permanence du ralentissement est, en effet, plutôt en faveur d'une bradycardie par trouble de conductibilité du faisceau de Gaskell-Kent. De plus, les troubles de conductibilité de ce faisceau sont loin d'être rares chez les artérioscléreux et dans le rétrécissement mitral. Enfin, le pouls lent congénital est quelquefois dû lui-même à la dissociation auriculo-ventriculaire.

Le ralentissement du rythme sinusal s'observe encore dans certaines auto-intoxications : urémie, ictère.

La bradycardie qui s'observe dans le cours ou à la convalescence de certaines maladies infectieuses, rhumatisme articulaire aigu, diphtérie, fièvre typhoïde, appendicite, résulte aussi le plus souvent d'un ralentissement des excitations chronotropes du noyau sinusal. Cependant, il convient de remarquer que l'on a constaté également dans la diphtérie du ralentissement du pouls par diminution de la transmission auriculo-ventriculaire de la contraction à travers le faisceau de Gaskell-Kent. La bradycardie que l'on observe parfois à la fin des crises d'appendicite est également d'origine sinusale. Elle ne présente pas, comme l'a montré Vaquez, la gravité pronostique qu'on lui avait attribuée ; elle peut s'observer, en effet, dans les formes les plus bénignes et n'est nullement l'apanage des formes gangréneuses à pronostic presque à coup sûr fatal. En réalité, la bradycardie sinusale est loin d'être rare à la suite de l'appendicite, mais j'ai observé aussi le ralentissement du pouls d'origine sinusale après d'autres maladies infectieuses. Il résulte de mes observations que la bradycardie est déterminée par l'inanition à laquelle sont soumis ces malades. Quand les malades reprennent une alimentation plus copieuse, le pouls s'accélère et revient plus ou moins rapidement au rythme normal.

Le ralentissement du pouls peut être enfin la conséquence de lésions portant directement sur le pneumogastrique. Le plus souvent le nerf est comprimé par les ganglions lymphatiques augmentés de volume et enflammés.

Conditions cliniques. — La bradycardie sinusale présente souvent quelques particularités qui permettent de soupçonner la véritable nature du ralentissement du pouls.

C'est ainsi que la bradycardie est, en général, moins marquée que dans les cas de dissociation auriculo-ventriculaire. Le plus souvent, le pouls reste aux environs de 45 à 50 pulsations par minute ; il est très rare de le trouver plus lent. Quand il y a dissociation auriculo-ventriculaire, on observe au contraire des ralentissements beaucoup plus intenses.

Le ralentissement du pouls n'étant pas extrêmement marqué, on n'observe pas, en général, les accidents nerveux syncopaux ou convulsifs qui forment un des éléments du syndrome de Stokes-Adams. Ces accidents sont la conséquence de l'irrigation.

cérébrale défectueuse résultant de l'espacement des systoles du ventricule gauche. Cependant, on a parfois signalé des accidents syncopaux passagers, mais jamais on n'a vu survenir de grands accidents nerveux avec crises épileptiformes, ni la mort subite par arrêt des ventricules au milieu ou même en dehors des crises.

La bradycardie sinusale n'est pas immuable. Le pouls s'accélère sous l'influence de l'effort, de la marche, de l'émotion, de la fièvre.

Ajoutons que la bradycardie sinusale est, dans la majorité des cas, passagère. On pensait même, jusque dans ces derniers temps, que toute bradycardie permanente est la conséquence des lésions du faisceau auriculo-ventriculaire. Cette opinion a été démontrée inexacte. Nous avons signalé plus haut la bradycardie sinusale permanente ; nous avons vu qu'elle peut même présenter le caractère familial.

CONDITIONS PATHOGÉNIQUES. — La bradycardie sinusale est le plus souvent sous la dépendance du pneumogastrique dont l'excitation ralentit le rythme des excitations contractiles chronotrope qui se produisent dans le noyau sinusal de Keith et Flack.

Cependant la bradycardie sinusale peut résulter aussi de troubles ou de lésions myocardiques siégeant au niveau du nœud sinusal et diminuant l'activité physiologique de cette portion différenciée du muscle cardiaque. Mais si la localisation est nettement précisée, la nature du trouble peut être, par contre, de nature diverse : lésion destructive ou action toxique, cette dernière étant parfois étroitement circonscrite. Il se produit dans ces conditions un véritable bloc sino-auriculaire.

TRACÉS ARTÉRIELS OU APEXIENS ET JUGULAIRES SIMULTANÉS. — Les tracés fournissent la preuve absolue du point de départ de la bradycardie. Ils permettent de constater que la bradycardie est totale. Les révolutions cardiaques s'accomplissent suivant le mode habituel ; mais ces révolutions sont plus espacées, les excitations sinusales chronotropes se produisant suivant un rythme ralenti. On retrouve donc, dans les tracés jugulaires, les soulèvements a, c, v se succédant comme à l'état normal. L'espace a c n'est pas modifié et dure un cinquième de seconde, la diastole générale est seule allongée et le temps qui s'écoule entre un soulèvement v et le soulèvement a qui le suit est plus long qu'à l'état normal.

Du fait même de l'allongement de la période de repos du cœur, les tracés présentent parfois quelques particularités qui ne sont cependant pas des anomalies. C'est ainsi que, par suite de l'accumulation progressive du sang s'écoulant des veines dans la cavité commune formée par l'oreillette et le ventricule droit en diastole, on peut voir la ligne du tracé s'élever plus ou moins progressivement entre le soulèvement *v* et le soulèvement *a* suivant. On comprend que cette élévation sera plus ou moins haute et en pente plus ou moins rapide, suivant que la pression du sang est plus ou moins forte dans le système veineux de la grande circulation.

Parfois, on trouve aussi un soulèvement supplémentaire pendant la période diastolique. Cette onde, qu'on désigne par la lettre *h*, se produit peu de temps après la chute *y* et serait due à ce que le sang pénétrant dans le ventricule ferait flotter les valvules et déterminerait ainsi une occlusion passagère de la tricuspide (A. G. Gibson, Hirschfelder).

AUSCULTATION DU POULS JUGULAIRE. — L'auscultation du pouls veineux suivant notre technique donne des renseignements analogues à ceux que fournissent les tracés. On entend un rythme à trois temps, tout à fait semblable au bruit de galop. Nous savons qu'à l'état normal, on entend précisément ces trois mêmes bruits dont on peut préciser le moment en prenant en même temps le pouls. Le premier bruit est dû à la contraction auriculaire, et répond au soulèvement *a*, le deuxième représente le claquement des valvules auriculo-ventriculaires et coïncide avec le soulèvement *c*. Le troisième bruit est le claquemeut sigmoïdien propagé ; il tombe dans les tracés veineux un peu avant le sommet de *v*, or, nous savons que c'est au sommet de *v* que commence la chute *y* et la diastole générale. L'auscultation donne des résultats normaux pour chaque groupe de bruits ; seul le temps qui sépare ces groupes qui répondent chacun à une révolution cardiaque est allongé.

ELECTROCARDIOGRAMMES. — Les électrocardiogrammes fournissent des renseignements concordants. C'est ainsi que les complexes auriculaires et ventriculaires se montrent normaux dans leur succession ; le repos du cœur est seul allongé. L'espace PR a sa durée habituelle, mais l'intervalle TP est augmenté.

Les tracés électrocardiographiques ont du moins cet aspect quand il n'y a pas de lésions concomitantes, ni de modifications concomitantes des contractions cardiaques. Le malade qui présente un ralentissement sinusal peut être porteur d'une lésion aortique ou mitrale ; il n'est pas rare, non plus, qu'il présente de la myocardite, qu'il soit artérioscléreux, qu'il ait une pression artérielle élevée, etc. ; toutes ces conditions anormales se traduisent évidemment dans les électrocardiogrammes en même temps que l'on constate le ralentissement sinusal. C'est qu'en effet, l'électrocardiographie ne renseigne pas seulement sur le temps qui s'écoule entre les différents actes de la révolution cardiaque. Ce mode d'exploration met en lumière les anomalies des contractions ; il ne permet pas seulement de préciser la durée des systoles, mais il montre encore le point d'origine, la progression et le trajet de la contraction dont tous les troubles se traduisent par des particularités des courbes électrocardiographiques. On peut donc observer quelques autres anomalies en même temps que la bradycardie sinusale. Mais ces anomalies sont contingentes et n'ont rien à voir directement avec la bradycardie sinusale qui reste facile à reconnaître.

ÉPREUVES DE L'ATROPINE ET DU NITRITE D'AMYLE. — Nous avons exposé plus haut (p. 29) la technique de ces deux épreuves destinées à suspendre l'action inhibitrice des vagues. Nous avons montré de plus que l'épreuve du nitrite d'amyle donne des résultats plus rapides, plus constants et plus nets que celle de l'atropine.

D'après l'opinion admise jusque dans ces derniers temps, des épreuves positives permettraient d'affirmer que la bradycardie est sinusale, celle-ci étant déterminée par l'excitation des pneumogastriques. Les épreuves sont au contraire négatives quand la bradycardie est due à une interruption du faisceau de Gaskell-Kent. L'accélération se fait sentir en pareil cas sur les oreillettes, mais l'incitation qui fait contracter les oreillettes ne pouvant pas atteindre les ventricules, ceux-ci continuent à se contracter à leur rythme antérieur.

Cette manière simple d'interpréter les épreuves de l'atropine et du nitrite d'amyle reste vraie dans la majorité des cas. Cependant si l'on serre les faits de plus près, on ne tarde pas à constater des exceptions à cette règle. De plus les réponses que donnent les épreuves ont été mal comprises.

D'une part en effet, on peut observer des bradycardies sinusales dues non pas à l'excitation des pneumogastriques mais à des lésions destructives ou à des modifications toxiques du myocarde siégeant au nœud sinusal ; en pareil cas, les épreuves sont en général négatives. D'autre part de nouvelles recherches ont montré que l'excitation du vague peut aussi déterminer dans certains cas, le blocage plus ou moins complet du cœur ; les épreuves sont alors positives, l'action du pneumogastrique étant suspendue par elles.

Il résulte de ces faits que les épreuves ne permettent pas à elles seules de localiser d'une façon certaine le siège du trouble cause de la bradycardie. L'examen doit être complété par les tracés graphiques ou électrocardiographiques en dehors et même pendant les épreuves.

Envisageant les épreuves de l'atropine et du nitrite d'amyle à un point de vue plus général, on a dit alors que des épreuves négatives signifient que la bradycardie est d'origine myocardique et que des épreuves positives démontrent que la bradycardie dépend de l'excitation du pneumogastrique.

Si cette interprétation des épreuves négatives répond à la réalité des faits, par contre, celle des épreuves positives n'est pas exacte (H. Frédéricq, Josué et Belloir). On raisonne comme si le vague était un nerf inerte à l'état normal. Or le pneumogastrique et le grand sympathique sont toujours en état de tonicité et en quelque sorte en équilibre actif. Une épreuve positive ne prouve donc nullement que la bradycardie est déterminée par une augmentation du tonus du nerf vague; elle démontre seulement que la tonicité du nerf agit sur le cœur. Si on supprime ce tonus, le rythme du cœur s'accélérera, quelle que soit la cause de la bradycardie.

Une confirmation est fournie par ce que l'on observe chez les sujets normaux, non bradycardiques par conséquent. Il ne peut être question en pareil cas d'hypertonie du pneumogastrique et cependant l'atropine et le nitrite d'amyle déterminent l'accélération du rythme par suppression du tonus normal du vague. De ce que l'on constate des épreuves positives chez un sujet bradycardique, on n'est donc pas en droit de conclure que le ralentissement du cœur est la conséquence de l'augmentation du tonus du vague. Les épreuves positives prouvent seulement que le tonus du pneumogastrique continue d'agir sur le cœur. Or l'influence du tonus du pneumogastrique peut parfaitement persister dans des cas où la bradycardie est cependant d'origine myocardique.

Arythmies sinusales. — Conditions étiologiques et cliniques. — Le rythme des excitations sinusales, au lieu d'être simplement accéléré ou ralenti, comme dans les cas que nous venons d'envisager, est parfois irrégulier.

Les arythmies sinusales peuvent se présenter sous différents aspects. Nous signalerons rapidement l'arythmie respiratoire, la tachycardie orthostatique, le pouls paradoxal.

Arythmie respiratoire. — L'arythmie respiratoire, qui représente le rythme normal du cœur chez le chien, d'où le nom de pouls de chien sous lequel on la désigne parfois, s'observe surtout chez les jeunes sujets de huit à quinze ans. On l'a constatée chez les convalescents de fièvre typhoïde, de pneumonie et surtout de diphtérie. Chez l'adulte, cette variété d'arythmie se voit surtout chez des sujets dont le système nerveux est déprimé. Cette arythmie est due au pneumogastrique (L. Frédéricq), agissant sur le noyau sinusal (Mackenzie). L'arythmie respiratoire, se caractérise cliniquement par la fréquence plus grande des pulsations avec élévation de la pression artérielle pendant l'inspiration, alors qu'inversement la fréquence devient moindre et la pression s'abaisse à l'expiration. Tantôt les modifications du rythme sont évidentes à la simple palpation, tantôt on ne les constate qu'à l'aide des tracés radiaux. En général, le rythme reste le même, quelle que soit la profondeur de la respiration. Dans quelques cas, le pouls semble ralenti et on pourrait penser à une simple bradycardie ; mais si l'on fait passer le malade de la position couchée à la position debout, on note une accélération manifeste (Vaquez).

ARYTHMIE DE STATION OU TACHYCARDIE ORTHOSTATIQUE. — Elle doit être rapprochée de la forme précédente. On sait qu'à l'état normal le pouls s'accélère à l'occasion des mouvements, d'une course rapide. A l'état normal, il se produit aussi une tachycardie légère quand on passe de la position horizontale à la station debout. Cette tachycardie peut être marquée dans certains cas.

Erben a noté, chez les neurasthéniques, un ralentissement transitoire du pouls quand le malade s'accroupit, ou quand il se penche fortement en avant, ou lorsqu'il se renverse énergiquement en arrière, c'est le *signe d'Erben*. Vanyssek a cru pouvoir établir un véritable syndrome qui s'observe surtout chez les enfants et chez les neurasthéniques. Le *syndrome de Vanyssek* serait constitué par l'association de l'arythmie respiratoire, de la tachycardie orthostatique et du signe d'Erben.

POULS PARADOXAL DE KUSSMAUL. — Il s'observe dans les péricardites, dans la sténose laryngée, dans la pleurésie à grand épanchement ; il est l'inverse de l'arythmie respiratoire : la fréquence du pouls diminue en même temps qu'il s'affaiblit jusqu'à disparaître à l'inspiration, la fréquence et la force du pouls augmentent, au contraire, à l'expiration.

Kussmaul, qui l'a décrit, attribuait le pouls paradoxal à la constriction des gros vaisseaux de la base du cœur par des adhérences. Cette opinion était généralement adoptée. Mais Vaquez et Esmein ont montré que le pouls paradoxal disparaît sous l'influence de l'atropine ; il est donc sous la dépendance du pneumogastrique.

Caractères graphiques et électrocardiographiques. — Toutes ces variétés d'arythmie ont pour point de départ des irrégularités du rythme sinusal des excitations, ainsi que le démontrent les tracés jugulaires et artériels simultanés et les électrocardiogrammes.

De même que dans les cas de tachycardie ou de bradycardie sinusale, chaque révolution cardiaque considérée en elle-même est normale. Ce qui est modifié, c'est le moment du déclanchement sinusal, accéléré ou retardé dans la tachycardie et la bradycardie, se produisant à des intervalles inégaux dans les cas d'arythmie.

Epreuves de l'atropine et du nitrite d'amyle. — Dans les diversés arythmies sinusales avec ralentissement du cœur, les épreuves de l'atropine et du nitrite d'amyle, en supprimant l'arythmie en même temps qu'elles accélèrent le cœur, montrent nettement que l'irrégularité des excitations chronotropes est sous la dépendance du pneumogastrique.

Arythmie complète. — Nous préférons le terme « arythmie complète » (Josué) à ceux « d'arythmie perpétuelle » ou « pulsus irregularis perpetuus » employés par Hering. En effet, cette variété d'arythmie, pour être le plus souvent permanente, peut cependant s'établir d'une façon transitoire. Elle est caractérisée par une irrégularité complète du pouls, toutes les pulsations étant inégales, irrégulières et se succédant sans aucun ordre.

Nous rappelons que cette arythmie est particulièrement fréquente chez les malades atteints de cardiopathies mitrales post-rhumatismales et surtout dans le rétrécissement mitral ; cette variété d'anomalie du pouls était, d'ailleurs, décrite depuis longtemps sous le nom « de pouls mitral ». On l'observe cependant aussi dans d'autres circonstances, chez les malades atteints de myocardite, chez des sujets qui sont intoxiqués par la digitale, à la suite ou au cours de crises de tachycardie paroxystique, ces dernières fréquentes également dans les affections rhumatismales du cœur, etc.

L'arythmie complète reconnaît pour SUBSTRATUM PHYSIOLOGIQUE un trouble particulier des contractions auriculaires que Th. Lewis, Rothberger et Winterberg ont décrit et étudié. Les oreillettes, au lieu de se contracter comme à l'état normal, sont animées d'une sorte de tremblement fibrillaire incessant et inefficace. On ne peut mieux comparer ce tremblement des faisceaux musculaires des oreillettes qu'à celui qu'on observe au niveau de certains muscles des membres en voie d'atrophie. Cette « fibrillation auriculaire » (Th. Lewis), qui remplace les contractions des oreillettes, n'exerce aucune action propulsive sur le sang ; et par ce fait l'action des oreillettes se trouve supprimée. On sait, d'ailleurs, que les oreillettes, tout en étant utiles à la mécanique cardiaque, ne sont pas indispensables.

Si toutes les contractions fibrillaires désordonnées et extrêmement fréquentes se transmettaient aux ventricules par le faisceau auriculo-ventriculaire, les ventricules se mettraient aussi en état de fibrillation. Il n'en est heureusement rien, car la fibrillation ventriculaire est incompatible avec la vie. Une partie seulement des incitations contractiles désordonnées des oreillettes arrivent

à passer irrégulièrement à travers le faisceau de Gaskell-Kent,
il y a là une sorte de défilé ou encore de filtre, où sont arrêtées
la plupart des contractions fibrillaires. Les ventricules ne répon-

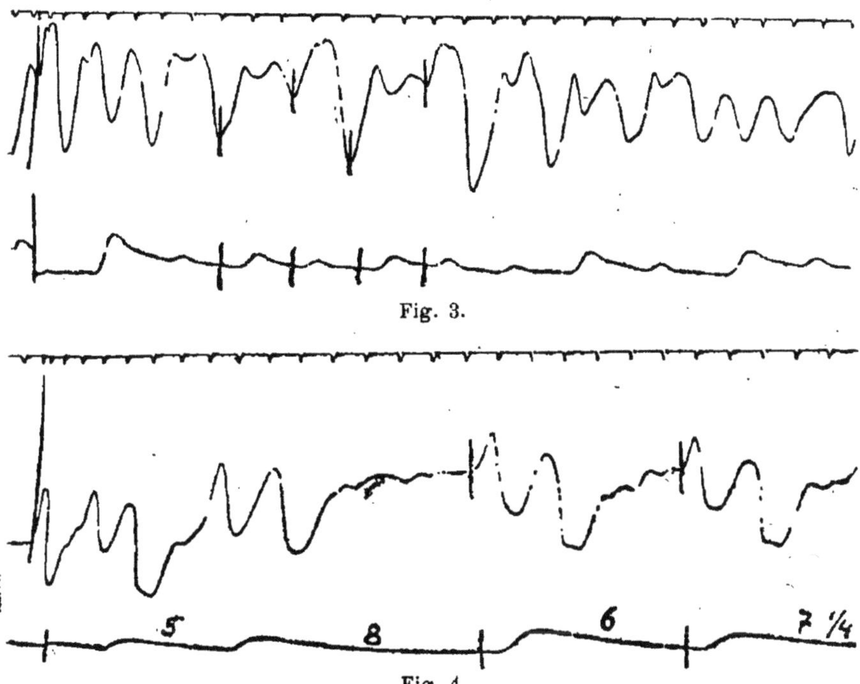

Fig. 3.

Fig. 4.

Fig. 3. — Forme ventriculaire du pouls veineux; fibrillation auriculaire. En
haut, ligne du temps, 1/5 de seconde. Au-dessous, tracé jugulaire. En bas,
tracé radial. Malade atteinte d'une double lésion mitrale, en état d'insuffisance
cardiaque. Stase veineuse marquée. Pouls veineux à forme ventriculaire; il n'y
a pas de soulèvement a (fibrillation auriculaire). Arythmie complète du pouls
radial.

Fig. 4. — Fibrillation auriculaire. En haut, ligne du temps, 1/5 de seconde.
Au-dessous tracé jugulaire. En bas, tracé radial; les chiffres indiquent le temps
entre chaque pulsation en 1/5 de seconde. Même malade que pour la figure 3,
après huit jours de digitaline. Pouls radial très ralenti, mais toujours irrégulier.
Il n'y a pas de soulèvement, a dans le tracé jugulaire, mais la ligne tremblée
traduisant la fibrillation est devenue très nette. Les soulèvements c et v sont
séparés, la stase veineuse ayant disparu[1].

dent qu'à un petit nombre de celles-ci qui arrivent à eux d'une
façon irrégulière. Ainsi s'explique l'irrégularité des contractions

1. Les figures 3 et 4 sont reproduites des articles : « Arythmie complète avec fibrillation auriculaire », par MM. Josué et Chevallier, *Soc.
méd. des Hôpitaux.* 24 mai 1912, p. 662 : et « Les notions nouvelles sur
le pouls veineux, » par M. Josué, *La Presse médicale,* 24 juillet 1912.

des ventricules et, partant, celle des pulsations artérielles. Il convient cependant de remarquer que les incitations contractiles abordent les ventricules par la voie habituelle, par le faisceau de Gaskell-Kent, en l'espèce. Il en résulte que la contraction ventriculaire s'accomplit suivant le mode normal ; elle est « nomodrome », chacune des portions du muscle ventriculaire se contractant suivant la succession normale. Aussi les systoles ventriculaires, bien qu'inégales et irrégulières, sont-elles efficaces et déterminent-elles la progression du sang dans le système artériel.

Cette variété d'arythmie se traduit dans les tracés apexiens et jugulaires combinés par des particularités sur lesquelles il n'y a pas lieu d'insister longuement ici. Rappelons seulement que dans les tracés jugulaires, l'absence du soulèvement auriculaire a est caractéristique. L'oreillette droite en état de fibrillation est incapable de déterminer un soulèvement dans le tracé jugulaire. Si la pression du sang est peu élevée dans les veines, on trouvera les soulèvements c et v en rapport avec la contraction ventriculaire et si les systoles ventriculaires sont assez espacées, on verra entre elles une ligne accidentée de petites saccades qui représentent le tremblement auriculaire. Si, au contraire, la pression est élevée dans les veines, le remous du sang dans l'oreillette droite fermée en bas par la valvule tricuspide sera très précoce et les soulèvements c et v se trouveront confondus, en sorte qu'on n'observera plus dans le pouls veineux qu'un seul soulèvement synchrone avec la contraction ventriculaire ; nous avons vu en effet plus haut que le soulèvement a ne se produit pas quand il y a fibrillation auriculaire. Cette dernière forme de pouls veineux représente en réalité ce qu'on décrivait autrefois sous le nom de vrai pouls veineux ; au contraire, le pouls veineux normal possédant un soulèvement a était considéré comme un faux pouls veineux (Josué et Chevallier) (voir fig. 3 et 4).

L'auscultation du pouls veineux concorde avec les tracés. — Au lieu des trois bruits normaux répondant aux soulèvements a c et v des tracés jugulaires, on n'entend plus que deux claquements : le claquement tricuspidien et le claquement sigmoïdien ; ces bruits sont d'un timbre plus retentissant et plus sec que les bruits normaux ; ils sont d'ailleurs irréguliers et inégaux comme les systoles ventriculaires elles-mêmes. Le bruit auriculaire présystolique a disparu, par suite de l'absence de la contraction des oreillettes qui sont animées d'un tremblement fibrillaire.

Les électrocardiogrammes sont caractéristiques. — Il n'y a pas de soulèvement P, mais de nombreuses petites ondulations rapprochées, irrégulières et peu élevées qui traduisent le tremblement auriculaire; on trouve, de plus, des complexes ventriculaires de forme normale avec les soulèvements R et T et la ligne iso-électrique qui les sépare; mais les soulèvements R sont d'inégale hauteur et les complexes ventriculaires sont irrégulièrement répartis (voir fig. 5).

LOCALISATION DES LÉSIONS. — Si nous avons rapidement exposé les particularités de l'arythmie complète, c'est parce qu'on l'a attribuée à des lésions du noyau sinusal de Keith et Flack, et il nous reste à discuter dans quelle mesure cette localisation est prouvée par les faits.

A vrai dire, J. Mackenzie avait d'abord pensé que l'arythmie perpétuelle reconnaissait pour cause un trouble du faisceau de Gaskell-Kent, les incitations contractiles partant du nœud auriculo-ventriculaire et amenant la contraction simultanée des oreillettes et des ventricules (rythme nodal de J. Mackenzie). Plus tard, Th. Lewis a montré que tel n'est pas le mécanisme réel et que l'arythmie complète est due à la fibrillation auriculaire. Sur le conseil de J. Mackenzie, Keith porta ses premières recherches sur le faisceau de Gaskell-Kent et y trouva des altérations et notamment des lésions de l'artère nourricière. Ces constatations étaient d'ailleurs exactes, le faisceau auriculo-ventriculaire se trouve souvent lésé, comme nous le verrons plus loin, dans les cas de cœur rhumatismal, alors qu'il y avait de la fibrillation auriculaire. Mais la lésion du faisceau est une altération concomitante.

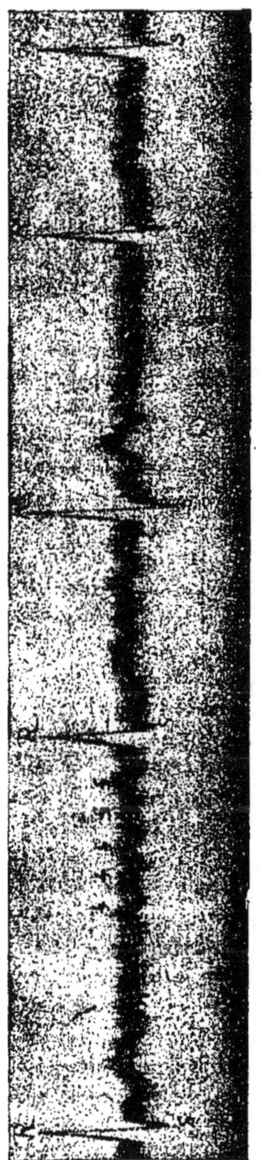

Fig. 5. — Fibrillation auriculaire. Électrocardiogramme. Conduction : bras droit, jambe gauche; temps. 0″,2. Hauteur des soulèvements, 1 centimètre pour 1 millivolt. Les soulèvements r sont inégaux; ils sont séparés par des intervalles inégaux. Il n'y a pas de soulèvements r; on notera les saccades rapides f qui traduisent la fibrillation.

et on ne doit pas la considérer comme la cause de la fibrillation auriculaire.

J. Mackenzie fait également jouer un rôle important, et cela à juste titre, pensons-nous, à la distension des oreillettes par suite de la stase veineuse.

Les examens anatomiques dont les résultats ont été publiés sont encore peu nombreux. Quelques recherches ont porté sur le noyau sinusal. Il était logique d'attribuer à la région d'où partent les contractions et au nœud où elles naissent rythmiquement la responsabilité du trouble extrême des contractions auriculaires qui prennent l'apparence de la fibrillation. D'ailleurs Schönberg avait déjà constaté en 1909 de l'infiltration lymphocytaire au niveau de la veine cave supérieure, du faisceau de Wenckebach et de l'abouchement de la veine coronaire. Il avait tendance à considérer les lésions qu'il avait constatées comme caractéristiques de l'arythmie complète. Mais, d'après Koch, ces lésions sont banales et se rencontrent souvent aux autopsies; cet auteur hésite donc à leur attribuer un rôle dans l'arythmie complète. Koch rapporte trois autopsies d'arythmie complète. Il a étudié minutieusement ces trois cœurs. Il a pratiqué des coupes en série de l'entonnoir de la veine cave supérieure, du noyau de Keith et Flack, du faisceau de Wenckebach, de l'embouchure de la veine cave inférieure, de la cloison interauriculaire et de tout le système de conduction.

Cet auteur a constaté une infiltration lymphocytaire assez marquée des parois auriculaires surtout au niveau de l'entonnoir de la veine cave supérieure avec, dans deux cas, atteinte particulière des rameaux nerveux et des groupes ganglionnaires. Dans les trois cas, le nœud sinusal était légèrement sclérosé et infiltré de graisse; les éléments musculaires du nœud étaient atrophiés, surtout si on les comparait aux autres portions du myocarde qui étaient hypertrophiées.

En somme, Koch considère que ces lésions sont assez banales; il fait remarquer que les altérations scléreuses sont difficiles à apprécier. Il pense que l'arythmie complète est le résultat de l'affaiblissement cardiaque provenant de causes diverses.

Freund a étudié, à l'aide de coupes en série, la totalité du système de conduction intracardiaque de plusieurs sujets ayant présenté de l'arythmie perpétuelle pendant la vie. Il a trouvé, dans tous les cas, des lésions importantes du noyau de Keith et Flack qui consistaient en sclérose ancienne et foyers lymphocytaires récents. Il a constaté de plus, dans la moitié des cas, des altérations analogues du faisceau de conduction auriculoventriculaire. L'auteur pense que l'arythmie complète est due, au moins dans ses formes prolongées, aux altérations simultanées de ces diverses régions; elle serait la conséquence de lésions globales du système de conduction intracardiaque.

Il résulte de ce que nous venons de dire que de nouvelles recherches seraient nécessaires. Il est probable que des lésions isolées du nœud sinusal nettement localisées dans cette région, ne suffisent pas à déterminer la fibrillation auriculaire et l'arythmie complète qui en est la conséquence. La fibrillation auriculaire est due, comme l'a montré Th. Lewis, à des excitations contractiles désordonnées partant d'un peu partout dans les oreillettes; c'est ainsi que se produisent les contractions fibrillaires irrégulières des différents faisceaux musculaires des oreillettes qui caractérisent cet état particulier du myocarde auriculaire. Il est donc à supposer que des foyers d'excitation contractile extrêmement nombreux se sont développés dans la paroi des oreillettes, ce qui semble être le résultat de lésions diffuses et étendues de cette paroi. Pour ce qui est des lésions observées au niveau du faisceau de Gaskell-Kent dans les cas de fibrillation auriculaire, on peut admettre, jusqu'à plus ample informé, que l'arythmie complète peut se produire sans qu'elles existent. Freund n'a constaté des altérations de cette portion du muscle cardiaque que dans la moitié des cas de fibrillation auriculaire qu'il a eu l'occasion d'étudier anatomiquement. Les lésions du faisceau doivent être considérées comme des lésions accessoires concomitantes. La fibrillation est, en effet, comme nous l'avons signalé en passant, particulièrement fréquente au cours des cardiopathies rhumatismales; or, les altérations plus ou moins marquées du faisceau de Gaskell-Kent sont loin d'être rares chez des malades dont le cœur a été touché par le rhumatisme.

En somme il est probable que la fibrillation auriculaire est souvent la conséquence de lésions parsemées dans diverses portions des oreillettes. Rappelons à ce propos que Merklen et Rabé avaient déjà établi, il y a longtemps, un rapport de cause à effet entre la myocardite des oreillettes et l'arythmie particulièrement marquée.

Cependant l'arythmie complète n'est pas toujours la conséquence de lésions profondes du muscle cardiaque. L'arythmie complète peut être conditionnée par des troubles mécaniques ou par des influences nerveuses.

L'arythmie complète avait été désignée à tort par Hering sous le nom d'arythmie perpétuelle. En effet, il n'est pas absolument exceptionnel de la voir s'établir d'une façon transitoire ou même de la voir disparaître après qu'elle a persisté pendant longtemps.

C'est ainsi que la fibrillation peut être déterminée par la distension des oreillettes et cette fibrillation cesse parfois quand la dilatation auriculaire a disparu. Souvent l'arythmie complète reconnaît cette cause au cours des affections mitrales. Elle est alors la conséquence de la distension de l'oreillette gauche ou de la droite, ou des deux à la fois. Th. Lewis, Rothberger et Winterberg ont d'ailleurs obtenu expérimentalement la fibrillation auriculaire par faradisation des oreillettes chez le chien.

Enfin, des influences certainement fonctionnelles déterminent aussi la fibrillation avec arythmie complète. C'est ainsi que la digitale arrête dans certains cas la fibrillation; elle la modifie dans d'autres cas en ralentissant les systoles ventriculaires, sans agir sur le tremblement auriculaire; elle peut enfin faire apparaître la fibrillation.

En résumé, on ne doit pas considérer la fibrillation auriculaire comme déterminée uniquement par des altérations du noyau de Keith et Flack. Elle est vraisemblablement la conséquence de lésions diffuses portant sur diverses portions des oreillettes.

La fibrillation est la résultante de multiples contractions naissant de tous côtés dans les oreillettes; ce sont des contractions hétérotopes et hétérogénétiques.

Th. Lewis a mis en lumière les connexions intimes qui existent entre les extrasystoles, la tachycardie paroxystique et la fibrillation auriculaire. C'est dire que la fibrillation, tout comme les extrasystoles et la tachycardie paroxystique n'est pas forcément liée à des lésions matérielles du muscle cardiaque et qu'elle est parfois due au système nerveux; la fibrillation d'origine toxique ou médicamenteuse appartient sans doute à cet ordre de faits. Enfin des influences mécaniques comme la distension, peut-être grâce à des troubles de nutrition du myocarde, déterminent aussi la fibrillation avec arythmie complète.

Blocage sino-auriculaire. — Nous ne possédons que peu de documents sur le blocage sino-auriculaire du cœur et les observations publiées ne comprennent pas de constatations anatomo-pathologiques.

Il est intéressant de remarquer que la même méthode a encore présidé à ces recherches. Ce sont les physiologistes qui ont, depuis longtemps, déterminé le blocage du cœur entre le sinus et les oreillettes. Les cliniciens ont appliqué ensuite à la pathologie humaine les données fournies par l'expérimentation.

Le blocage sino-auriculaire est en quelque sorte la représentation pathologique de la première ligature de Stannius : si l'on pose une ligature entre le sinus et l'oreillette du cœur de grenouille ou de tortue, le sinus continue à battre, mais les parties sous-jacentes s'arrêtent plus ou moins longtemps; puis les contractions reprennent dans les parties sous-jacentes. Le rythme de ces contractions est indépendant de celui du sinus en même temps qu'il est moins rapide que lui. Le blocage sino-auriculaire

a été étudié ensuite chez les mammifères. Hering en 1900, cons-
tata chez des lapins mourants que la contraction des grosses
veines au point d'abouchement dans l'oreillette droite précède
celle des oreillettes; il note de plus que, dans ces conditions, il
arrive que deux ou trois contractions veineuses ne soient pas
suivies de réponse auriculaire. Langendorff et Lehmann cherchent
à répéter l'expérience de Stannius chez les mammifères en isolant par des incisions la partie active du sinus. Ils obtiennent,
par ce procédé, un arrêt total du cœur durant de 4 à 6 secondes.
Erlanger et Blackmann déterminent des lésions aux environs du
noyau de Keith et Flack et ils constatent l'absence de contractions auriculaires toutes les deux, trois, ou quatre incitations
sinusales. Hering détruit le noyau sinusal à l'aide d'un fil de
platine rougi; il se produit alors un arrêt du cœur; puis, après
un temps, les contractions reprennent. En l'absence d'incitations
sinusales, un foyer hétérotope d'origine de contractions s'est
formé dans l'oreillette, probablement près du nœud de Tawara
comme le démontrait la diminution de l'espace a c dans les tracés veineux.

Les observations cliniques publiées sont encore peu nombreuses. Citons les cas de Mackenzie, Wenckebach, Joachim,
Rihl, Brandenburg, Hewlett, Heineke, Müller et Hösslin, Riebold,
Hoffmann, Ed. Schott. Dans le cas de Mackenzie, il s'agissait,
contrairement, aux autres observations, d'un homme qui ne présentait aucun trouble de la santé.

Le blocage sino-auriculaire se caractérise par des intermittences
du pouls et par certaines particularités des tracés artériels et
jugulaires simultanés ainsi que des électrocardiogrammes. A la
palpation du pouls, on constate qu'une ou plusieurs pulsations
manquent de temps en temps. Les tracés radiaux ou apexiens et
jugulaires simultanés montrent que ces intermittences du pouls
ne sont pas le résultat de repos compensateurs post-extrasysto-
liques; mais comme l'activité isolée du sinus ne se reconnaît pas
dans les tracés, on constate l'absence complète d'une ou de plusieurs contractions, et pendant ce laps de temps il y a repos du
cœur en totalité. Dans les tracés électrocardiographiques, on ne
trouve pas de soulèvement auriculaire P pendant la période de
repos, mais on se rend compte de prime abord qu'il n'y a pas de
contraction du muscle cardiaque. De plus, si l'on mesure le
temps pendant lequel persiste le repos total du cœur, on note
que cette période est à peu près égale à une ou plusieurs révolutions normales.

Riebold a décrit plusieurs degrés dans le blocage sino-auriculaire. A un premier degré, il y aurait un simple retard de la conduction sino-auriculaire. Mais l'activité du sinus ne se traduisant

pas dans les tracés et, par conséquent, l'appréciation du temps
nécessaire à la conduction sino-auriculaire étant impossible, ce
trouble donnerait uniquement lieu à l'arythmie des contractions
auriculaires. On constate alors dans les tracés de pouls veineux
que les intervalles qui séparent les soulèvements auriculaires
sont de durée variable. La conductibilité sino-auriculaire est
souvent alternativement améliorée, puis de nouveau moins bonne.
Si le trouble est plus marqué, les intervalles deviennent de plus
en plus grands jusqu'à ce qu'une contraction vienne à manquer.
Le pouls radial présente les mêmes caractères que dans les cas où
la conduction auriculo-ventriculaire est diminuée; seul l'examen
du pouls veineux permet d'apprécier la vraie nature de la lésion.

Un degré de plus, et une contraction auriculaire manque de
temps en temps. L'intervalle qui sépare les deux contractions
entre lesquelles se produit l'intermittence est plus petit que la
somme de deux périodes normales.

On peut voir aussi un blocage partiel avec rythme de 3/2. Ce
type est très particulier. Erlanger et Blackmann l'ont déterminé
expérimentalement et Rihl l'a observé chez un malade. Riebold
en rapporte deux cas : l'un chez un typhique, l'autre chez un
artérioscléreux. Par suite de l'absence d'une révolution cardiaque sur trois, on pourrait croire à un pouls bigéminé. On
reconnaît ce faux bigéminisme à ce que la deuxième contraction
est analogue à la première; elle n'est pas une extrasystole, et
elle est par suite aussi forte que la contraction qui la précède.
Les tracés permettent d'ailleurs d'affirmer la véritable nature de
cette deuxième contraction.

Enfin à un dernier degré, Riebold signale le blocage complet.
Le centre nomotope de l'automatisme cardiaque étant détruit,
il s'en créerait rapidement d'autres hétérotopes situés plus bas.
Le rythme serait ralenti en pareil cas et si le nouveau centre
siège au nœud de Tawara, l'espace a c est diminué. Le blocage
complet sino-auriculaire n'a pas encore été observé cliniquement; il a été seulement signalé par les physiologistes (Hering,
Erlanger, Blackmann et Jaeger) qui ont ouvert la voie aux cliniciens; ils ont préparé en quelque sorte les basés expérimentales sur lesquelles est en train de s'édifier un nouveau chapitre
de pathologie cardiaque.

Le blocage sino-auriculaire partiel a été observé au cours de
la tachycardie paroxystique. Dans le cas de Hoffmann, il s'agissait d'une crise de tachycardie paroxystique pendant laquelle une
pulsation radiale manquait sur trois. L'observation de Schott a
trait à un malade qui, au cours d'un rhumatisme articulaire aigu,
présentait des accès de tachycardie paroxystique dont le point de
départ était nomotope, c'est-à-dire au noyau de Keith et Flack,

comme le montraient les tracés. Pendant les accès de tachycardie, il n'était pas rare de voir manquer trois ou quatre pulsations sans aucune trace de contraction dans les électrocardiogrammes ; le temps d'arrêt représentait à peu près exactement celui qu'auraient duré plusieurs révolutions cardiaques.

Les recherches que nous avons relatées sont encore incomplètes surtout au point de vue clinique. De nouvelles observations sont nécessaires pour remplir les cadres tracés grâce aux travaux physiologiques.

Il est des cas, en effet, où il nous semble qu'on s'est peut-être trop avancé en considérant les troubles du rythme comme occasionnés par un défaut de conductibilité sino-auriculaire. Certains des faits d'arythmie auriculaire signalés par Riebold pourraient s'expliquer par des irrégularités de l'excitation contractile chronotrope au sinus. L'interprétation de l'auteur, pour ingénieuse qu'elle soit, ne se trouve donc pas à l'abri de graves objections.

Cependant d'ores et déjà l'expérimentation physiologique d'une part, les observations cliniques d'autre part, permettent de préciser les manifestations qui se rapportent à une condition pathologique spéciale, résultant de l'isolement plus ou moins complet du noyau sinusal par suppression des voies de conductions sino-auriculaires. Le terme condition pathologique est préférable à celui de lésion. En effet, si la *localisation* est, en pareil cas, étroitement précisée, par contre le trouble qui inhibe la région peut être de nature diverse : lésion destructive dans certains cas, influence nerveuse dans d'autres, ou encore action toxique, cette dernière étant parfois étroitement circonscrite.

Extrasystoles sinusales. — L'étude des extrasystoles sinusales trouvera sa place à côté des extrasystoles auriculaires. Signalons seulement qu'en pareil cas la contraction prématurée ressemble à une contraction normale. L'espace qui la sépare de la contraction suivante est à peu près équivalent à l'intervalle de deux contractions normales. On observe souvent un certain degré d'arythmie sinusale aux deux ou trois révolutions cardiaques suivantes.

II. — LOCALISATIONS AU NIVEAU DU NŒUD DE TAWARA ET DU FAISCEAU DE GASKELL-KENT

Les physiologistes, en montrant les rapports fonctionnels qui existent entre les contractions des oreillettes et celles des ventricules, émirent l'hypothèse que des connexions musculaires devaient exister entre ces deux portions du cœur. A ce point de vue, Paladino était véritablement un précurseur, puisque dès 1876, il avait conclu à la transmission de la contraction par la voie musculaire et qu'il avait signalé à cette époque des faisceaux de connexion auriculo-ventriculaire parmi lesquels on a cru reconnaître celui que Gaskell et Kent devaient décrire plus tard. Quoi qu'il en soit, Gaskell chez les batraciens en 1883, puis Kent en 1892, chez les mammifères, découvrirent le faisceau de connexion auriculo-ventriculaire, ou grande commissure cardiaque, ou faisceau de Gaskell-Kent. On le désignait en général sous le nom de faisceau de His, mais à tort, puisque le travail de His junior date de 1893. Les travaux de Retzer, de Brœunig et surtout ceux de Tawara poursuivis sous la direction d'Aschoff confirmèrent en les complétant, les recherches antérieures. D'autres observateurs, Keith, et Flack, Fahr, Monckeberg, Cohn apportèrent ensuite de nouvelles contributions.

Nous aurons à envisager d'abord la situation et les connexions anatomiques du nœud auriculo-ventriculaire de Tawara et du faisceau de Gaskell-Kent qui le continue, pour étudier ensuite les manifestations qui caractérisent les troubles morbides de ces régions.

Anatomie macroscopique du nœud de Tawara et du faisceau de Gaskell-Kent. — TOPOGRAPHIE. — Le nœud de Tawara et le faisceau auriculo-ventriculaire qui lui fait suite, sont situés dans une région particulière où ils se trouvent en connexion avec les deux oreillettes et les deux ventricules. Le nœud siège à la partie postérieure et inférieure de l'oreillette droite, dans la cloison interauriculaire, à la limite de l'oreillette droite et du ventricule droit, d'où le nom de nœud auriculo-ventriculaire sous lequel on le désigne encore. Le tronc du faisceau passe ensuite dans la portion membraneuse de la cloison qui sépare les deux ventricules. Cette portion membraneuse est constituée par l'adossement des endocardes de chaque côté séparés par du tissu fibreux, mais sans interposition de fibres myocardiques ; celles-ci s'arrêtent à la limite de la région. Cette partie de la cloison est mince et facile à reconnaître par transparence. Elle a une forme semi-lunaire ou triangulaire, à partie convexe dirigée vers le haut. Si l'on regarde cette partie membraneuse par la cavité du ventricule gauche, on se rend compte qu'elle se trouve à la partie supérieure du canal aortique du ventricule gauche, immédiatement au-dessous de l'angle formé par la valve semi-lunaire postérieure et la valve droite ; elle est séparée de cet angle par un espace qui varie un peu suivant les sujets, mais qui ne dépasse jamais quelques millimètres. L'ensemble de l'espace mémbraneux mesuré environ un centimètre et demi d'avant en arrière sur un centimètre de hauteur. Il est limité en bas par les fibres ventriculaires qui forment à ce niveau un bord épais, parfois très saillant quand le muscle est hypertrophié. Si l'on regarde par le ventricule droit, on constate que l'espace membraneux, facile à distinguer par transparence, répond à la fois à la partie toute inférieure de l'oreillette droite et à la portion toute supérieure du ventricule droit : elle est en effet croisée par l'insertion de la valvule tricuspide qui coupe obliquement l'espace membraneux, en sorte qu'une partie antérieure plus petite appartient au ventricule et une partie postérieure plus grande appartient à l'oreillette.

On peut donc distinguer deux portions distinctes dans l'espace membraneux : une partie postérieure plus étendue qui sépare le ventricule gauche de l'oreillette droite et une partie inférieure et antérieure qui sépare le ventricule gauche du ventricule droit. La grande commissure cardiaque suit la partie inférieure de l'espace membraneux et se divise en ses deux branches droite et gauche, à la partie antérieure de la cloison membraneuse. La région du cœur où chemine le faisceau une fois précisée, il nous reste à décrire son trajet et ses rapports (voir fig. 6 et 7).

Trajet et rapports du faisceau. — Le faisceau de Gaskell-Kent présente chez l'homme une épaisseur d'un ou deux millimètres. Il est remarquable par la pâleur de ses fibres.

Le faisceau de Gaskell-Kent, ou grande commissure cardiaque, où faisceau auriculo-ventriculaire, fait suite au nœud auriculo-ventriculaire. Ce dernier est situé au bord inférieur de la paroi de l'oreillette droite et commencerait à la paroi postérieure de l'oreillette droite, d'après His. En réalité le nœud de Tawara ne serait pas aussi postérieur (Cohn) et le point de départ de cette formation se trouverait près du sinus coronaire.

Parties du nœud auriculo-ventriculaire, les fibres propres du faisceau se portent en avant et à gauche. Elles sont à peu près horizontales dans ce trajet; parfois, cependant, elles forment une légère courbe à convexité supérieure. Le faisceau passe à droite du corps fibreux central du cœur. Il est entouré de tissu fibreux qui lui forme une sorte de canal l'isolant des parties voisines. Il pénètre ensuite dans la partie membraneuse de la cloison qu'il parcourt d'arrière en avant. A la partie antérieure de la portion membraneuse, le faisceau se divise en ses deux portions, l'une droite destinée au ventricule droit, l'autre gauche pour le ventricule gauche. Le point de division se trouve un peu en avant de l'extrémité antérieure de la ligne d'adhérence de la tricuspide à l'anneau de l'orifice auriculo-ventriculaire.

La branche droite, la moins considérable, prolonge directe-

ment le tronc principal ; elle chemine sous l'endocarde du ventricule droit aussitôt après la division et, continuant à descendre,
pénètre dans la bandelette modératrice ou dans la portion qui
en est l'homologue, pour atteindre les muscles papillaires où elle
se résout en arborisations.

La branche gauche de division du faisceau perfore la portion

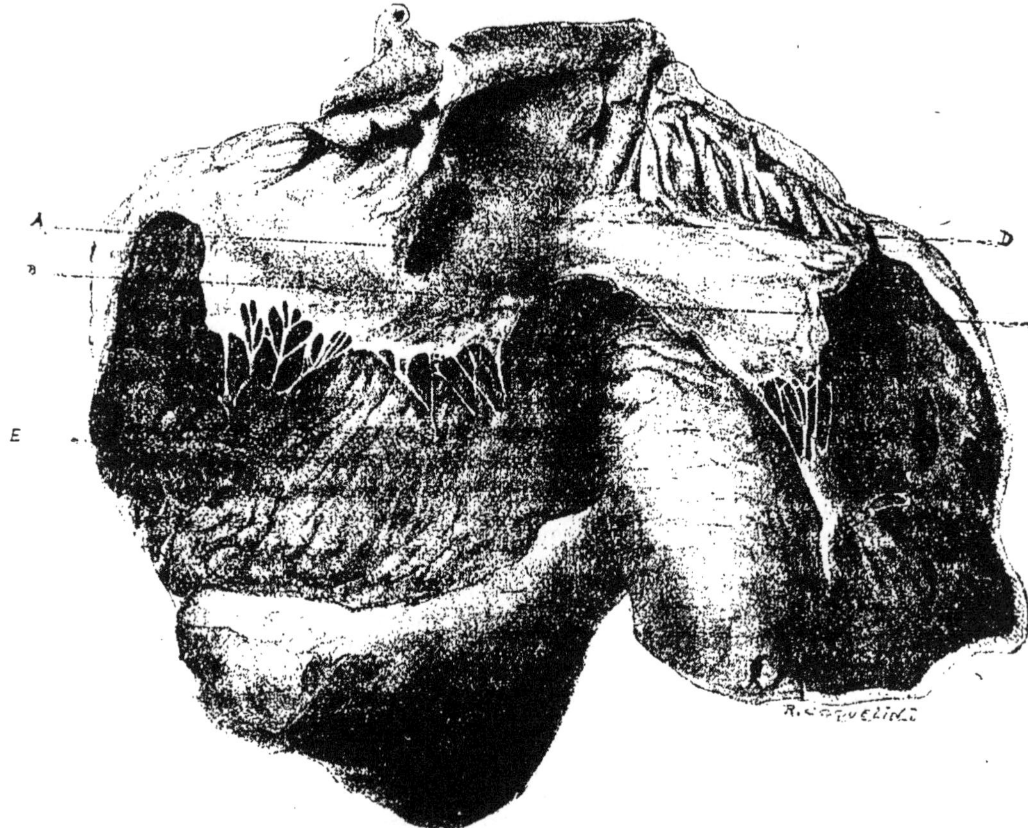

Fig. 6. — Réduite d'un 1/3. Cœur droit ouvert suivant le bord droit. A. Sinus
coronaire. B. Espace membraneux de la cloison. C. Ligne d'insertion de la tricuspide sur la partie membraneuse de la cloison ; la valvule a été excisée pour
permettre de voir cette ligne d'insertion. D. Oreillette droite. E. Ventricule droit.

membraneuse de la cloison en passant sur le bord supérieur
de la portion musculaire de la cloison. Elle pénètre sous l'endocarde du ventricule gauche en un point qui est situé immédiatement au-dessous de l'union de la valve sigmoïde aortique
postérieure et de la valve droite. La branche gauche est la
plus volumineuse ; ses fibres sont étalées sur un seul plan

et se séparent du tronc principal en divers points du septum membraneux (Monrad-Krohn). Elle se divise ensuite elle-même

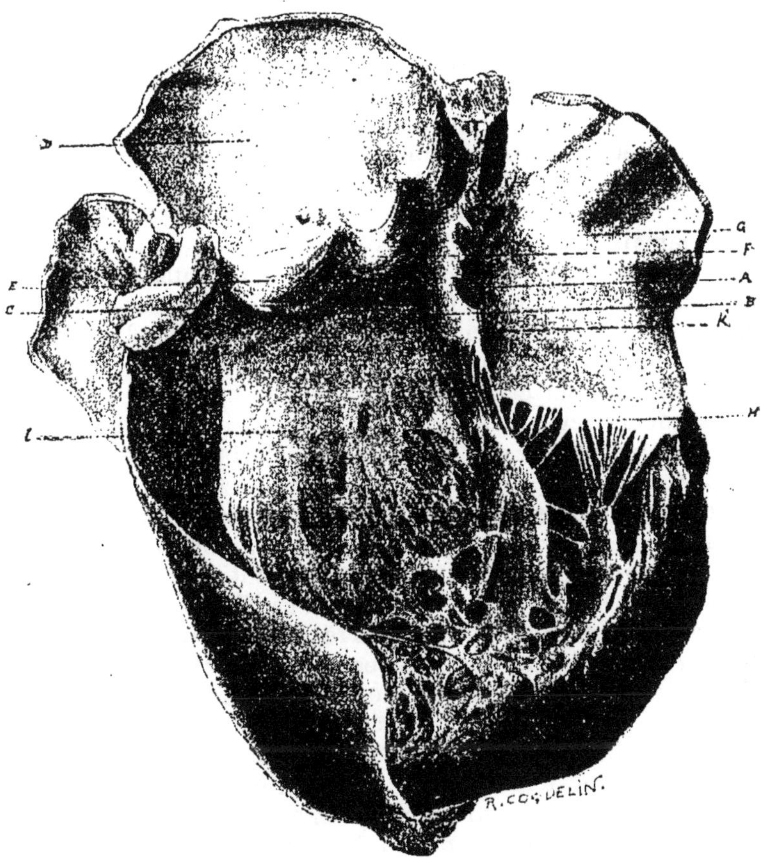

Fig. 7. — Réduite d'un 1/3. Cœur gauche ouvert suivant le bord gauche; la partie antérieure du myocarde ventriculaire ainsi que la plus grande partie de la grande valve de la mitrale ont été réséquées pour permettre de se rendre compte des rapports. A. Portion de la paroi de l'oreillette gauche qui répond au sinus coronaire situé de l'autre côté de la cloison interauriculare dans l'oreillette droite. B. Espace membraneux de la cloison. C. Ligne d'insertion de la tricuspide représentée sur l'espace membraneux vu par sa face gauche. D. Aorte. E. Valve sigmoïde aortique droite antérieure. F. Valve sigmoïde aortique postérieure. G. Oreillette gauche. H. Petite valve de la mitrale. I. Cloison interventriculaire. K. Section de la grande valve de la mitrale.

en arborisations qui se rendent aux muscles papillaires de la valvule mitrale.

Les arborisations des deux branches de division du faisceau de

Gaskell-Kent se continuent directement avec le réseau des fibres de Purkinje. Ce réseau est situé sous l'endocarde et tapisse toute la paroi cavitaire des deux ventricules. De petites ramifications du faisceau ou de petites portions du réseau de Purkinje traversent souvent les vallées qui séparent les trabécules musculaires par des sortes de ponts complètement enveloppés par l'endocarde. Ces ponts se trouvent à peu près dans tous les cœurs à la pointe du ventricule gauche, aussi bien chez l'homme que chez les animaux.

Le faisceau et ses branches sont isolés sur toute leur étendue et même pendant leur trajet sous-endocardiaque par du tissu conjonctif.

On n'a jamais trouvé, jusqu'à présent, d'union entre les premières portions du faisceau et le myocarde ventriculaire. Ce n'est qu'au niveau du réseau des fibres de Purkinje qu'on observe des communications directes entre le myocarde ventriculaire et le faisceau auriculo-ventriculaire dont les ramifications terminales sont représentées par ces fibres.

Le faisceau auriculo-ventriculaire, et particulièment son tronc principal, est irrigué par une artériole spéciale, branche de la coronaire droite, comme l'a constaté Monrad-Krohn à l'aide d'injections.

Structure du nœud de Tawara et du faisceau de Gaskell-Kent. — Pour faire l'étude histologique du nœud de Tawara, du tronc du faisceau et de son point de bifurcation, il faut prélever et fixer une bande de tissu cardiaque limitée de la façon suivante. On ouvre largement le cœur droit ; on fait une incision verticale de deux centimètres environ sur la cloison interauriculaire, juste au-devant du sinus de la veine coronaire ; puis deux incisions parallèles, perpendiculaires à la précédente, limiteront un volet qui comprend l'espace membraneux et sur lequel s'insère la valvule tricuspide ; une quatrième incision sépare enfin le volet à un centimètre environ en avant de la partie membraneuse de la cloison. Vu par la face ventriculaire gauche, ce volet empiète un peu en arrière sur l'oreillette gauche ; il répond par sa partie antérieure à la région immédiatement sous-sigmoïdienne de la cloison interne lisse du ventricule gauche (canal aortique), comprenant l'espace membraneux. Le segment séparé doit être orienté avec soin, puis débité en coupes en série, perpendiculaires au plan du fragment et numérotées d'arrière en avant.

Nous aurons à envisager successivement les connexions auriculo-nodales, la structure histologique du nœud de Tawara, celle du faisceau lui-même, enfin celle du réseau de Purkinje qui se continue avec les fibres du myocarde ventriculaire.

Connexions auriculo-nodales. — Nous avons signalé plus haut, en faisant remarquer que ces recherches n'ont pas été confirmées, les faisceaux embryonnaires qui uniraient, d'après Thorel, le noyau sinusal et les parties voisines du noyau auriculo-ventriculaire. Et cependant de patientes recherches ont été poursuivies afin de préciser comment s'établissent les connexions entre le nœud de Tawara et le myocarde auriculaire.

L'union se fait assez brusquement entre le myocarde des oreillettes et le nœud auriculo-ventriculaire. Mais c'est là le seul point où le myocarde est uni au faisceau avant les arborisations tout à fait terminales du réseau de Purkinje. Dans toutes les parties intermédiaires entre le point de départ et la terminaison du faisceau unissant, celui-ci est absolument isolé du myocarde voisin.

Chez l'homme et chez le chien, les fibres partent des parties postérieures et droites du nœud, tandis que les parties supérieures, inférieures et gauches de ce nœud sont entourées de tissu conjonctif et de graisse (Tawara). Ces fibres sont minces, moins étroites cependant que celles du nœud, et cheminent en général sous forme de petits faisceaux parallèles séparés par du tissu conjonctif. Cependant celles qui viennent de la partie postérieure du nœud ne suivent pas de suite un trajet parallèle; elles sont d'abord intriquées, bien qu'à un moindre degré que celles du nœud, pour prendre ensuite une direction de plus en plus parallèle (Cohn). Toutes ces fibres d'union du nœud avec les oreillettes vont environ jusqu'au sinus de la veine coronaire. Au point de vue histologique, ces fibres ayant d'abord l'aspect des fibres du nœud se transforment graduellement en fibres du myocarde auriculaire à type ordinaire. C'est-à-dire que les fibres étroites et minces du nœud s'élargissent peu à peu pour prendre l'aspect des fibres myocardiques. Cohn a précisé de la façon suivante le mode de continuité : deux ou trois fibres nodales peuvent s'unir pour former une fibre auriculaire ; une fibre nodale peut s'insérer obliquement sur une fibre auriculaire ; rarement on voit une fibre auriculaire se résoudre en un plexus de fibres nodales ; enfin on observe parfois la transformation d'une seule fibre nodale en une fibre auriculaire. Dans les fibres nodales la striation est peu marquée et il y a de nombreux noyaux. A mesure qu'on passe de la fibre nodale à la fibre auriculaire, on voit les noyaux diminuer, en même temps que la striation devient plus nette.

Le NŒUD DE TAWARA est constitué par des fibres musculaires grêles qui n'ont que la moitié ou le tiers du diamètre des fibres auriculaires. Ces fibres ont de nombreux noyaux allongés qui prennent bien les matières colorantes. Elles sont fusiformes et la striation est moins nette que dans les fibres myocardiques ordinaires. Elles s'anastomosent en tous sens et sous des angles divers pour former une sorte de plexus musculaire. Elles sont plongées dans le tissu conjonctif qui les isole des parties voisines. On trouve de plus, dans le nœud, des fibres nerveuses et des cellules nerveuses ganglionnaires.

Le FAISCEAU DE GASKELL-KENT est constitué par des fibres plus épaisses, disposées parallèlement. La largeur de ces fibres est plus grande, en même temps que la striation devient moins nette. Ces fibres continuent à s'élargir à mesure qu'on les suit dans les ramifications du faisceau et qu'on s'éloigne du tronc vers le réseau des fibres de Purkinje.

Le RÉSÉAU DES FIBRES DE PURKINJE est constitué par des fibres gonflées dont la striation est pauvre; les fibrilles sont réunies à la périphérie de la fibre, les noyaux sont volumineux, pâles et souvent multiples. Quand les fibres sont coupées perpendiculairement à leur axe, elles prennent dans les préparations une apparence en quelque sorte tubulaire avec les fibrilles groupées en couronne ou semées sans ordre à la périphérie. D'après Aschoff et Tawara, cette structure appartiendrait en propre aux fibres de conduction.

D'après les mêmes auteurs, la transition entre les fibres de Purkinje et celles du myocarde ventriculaire est assez brusque : rapidement la fibre diminue de volume en même temps que la striation augmente.

Tous ces éléments sont remarquables par leur richesse en glycogène. Ils contiennent, en effet, beaucoup plus de glycogène que les autres portions du myocarde (Marchand, Nagayo, Koch, Monrad-Krohn).

En résumé, si l'on envisage les différentes parties de la commissure cardiaque, on constate un premier amincissement des fibres en passant des oreillettes au nœud de Tawara, puis les fibres reprennent de l'épaisseur pour devenir plus larges dans le réseau de Purkinje, et s'amincir à nouveau en se continuant avec les fibres du myocarde.

Les fibres de Purkinje typiques n'apparaissent pas au même niveau dans toutes les espèces animales; mais leur type est, en général, nettement représenté dans les branches principales du faisceau.

Rôle du faisceau de Gaskell-Kent et du nœud de Tawara. — Le faisceau de Gaskell-Kent joue un rôle nettement différencié : il transmet l'incitation contractile des oreillettes aux ventricules.

Cette transmission exige un certain temps. Nous avons vu que, chez l'homme, à l'état normal, on compte dans les tracés veineux un cinquième de seconde et dans les électrocardiogrammes 0″,12 à 0″,18 entre le début de la systole auriculaire et le moment où les ventricules entrent en contraction.

Le ralentissement que subit la conduction de l'incitation contractile entre les oreillettes et les ventricules chez les mammifères se produit, comme l'a démontré Hering au niveau du nœud de Tawara. Cet auteur, opérant sur le cœur d'un gros chien, excite le faisceau primitif au-dessus et au-dessous du nœud de Tawara, au moyen d'un courant d'induction. Il détermine exactement le temps qui s'écoule entre le moment où il détermine l'excitation et celui où apparaît la contraction ventriculaire. Cet intervalle est plus grand quand l'excitation doit traverser le nœud de Tawara avant d'atteindre le ventricule. ·

Quand le faisceau est lésé sans être complètement interrompu, on observe seulement un retard dans la transmission auriculo-ventriculaire des contractions. Quand le faisceau est complètement sectionné, la contraction ne se propage plus des oreillettes aux ventricules : le cœur est bloqué. Les oreillettes continuent à se contracter à leur rythme antérieur tandis que les ventricules s'arrêtent d'abord ; mais ils recommencent bientôt à se contracter à un rythme différent de celui qu'ils avaient avant la section. Ce rythme est indépendant de celui des oreillettes ; chaque contraction ventriculaire ne survient plus après une contraction auriculaire, mais le rythme des oreillettes et celui des ventricules se poursuivent sans aucun lien de l'un à l'autre. Le rythme des oreillettes n'est pas modifié ; celui des ventricules est ralenti et se maintient en général aux environs de 30 à la minute ; c'est le rythme propre des ventricules ou rythme idio-ventriculaire. L'interruption une fois produite entre oreillettes et ventricules, la continuité des fonctions cardiaques est assurée, comme nous l'avons exposé plus haut, par les centres inférieurs supraventriculaires où naissent des incitations contractiles à rythme plus lent que dans le noyau sinusal ; celles-ci ne peuvent se manifester à l'état normal parce que les incitations contractiles plus fréquentes du noyau sinusal viennent décharger les centres supraventriculaires avant qu'ils soient arrivés au point de tension contractile où ils se déchargent spontanément. Quand l'incitation sinusale, transmise par le faisceau auriculo-ventriculaire, vient à manquer par suite de l'interruption de ce faisceau, rien n'empêche plus les centres ventriculaires d'arriver à saturation pour se décharger spontanément ; c'est au rythme de charge et de décharge spontanée des noyaux supraventriculaires que se contractent alors les ventricules.

Les troubles consécutifs à l'interruption du faisceau sont analogues à ceux qui surviennent à la suite de la deuxième ligature (inter-auriculo-ventriculaire) de Stannius sur le cœur des batraciens. Le sinus et les oreillettes continuent à battre suivant le rythme sinusal ; par contre, le ventricule commence par s'arrêter pour se contracter ensuite à son rythme propre, indépendant de celui des parties sus-jacentes et plus lent que ce dernier. Il se produit chez les mammifères, après section du faisceau de Gaskell-Kent et chez les batraciens, après la ligature inter-auriculo-ventriculaire, une dissociation auriculo-ventriculaire complète.

Les recherches expérimentales ne tardèrent pas à démontrer la réalité du rôle joué par le faisceau musculaire spécial décrit par Gaskell et Kent. C'est ainsi que trois ans après, His détermina avec Graupner la dissociation auriculo-ventriculaire chez le lapin par destruction des connexions unissant les oreillettes aux ventricules. Les résultats furent ensuite confirmés dans nombre de recherches où l'on détruisit plus ou moins complètement le faisceau, d'abord à l'aide de ligatures, puis par écrasement entre les mors d'une pince posée sur son trajet et plus ou moins serrée. Ce furent d'abord Léon Frédéricq et Humblet, puis Hering, ensuite Erlanger et ses collaborateurs Hirschfelder, Blackmann, Retzer, qui obtinrent la dissociation auriculo-ventriculaire par destruction du faisceau. D'autres auteurs, Biggs, Cohn et Trandelenburg firent des expériences sur le cœur de mammifères isolé et perfusé et obtinrent les mêmes résultats. Les recherches ont été poursuivies avec le plus grand soin ; les examens histologiques pratiqués sur la région lésée montrèrent que le faisceau avait bien été atteint dans les cas où le blocage du cœur s'était produit. Inversement ces auteurs ont constaté que le faisceau était indemne quand il n'y avait pas eu de dissociation ; ils ont pratiqué de plus des sections en diverses régions du cœur et ils n'ont jamais obtenu le blocage que dans les cas où la section avait porté sur le faisceau. Tous ces résultats semblent probants et ils ont été confirmés par de nouvelles expériences de Léon Frédéricq sur lesquelles nous reviendrons plus loin.

Cependant le rôle du faisceau auriculo-ventriculaire avait été mis en doute à la suite des travaux de Kronecker et Buch, Imchanitsky, Paukul, qui, d'une part auraient sectionné le faisceau sans obtenir de dissociation et qui, d'autre part, auraient déterminé le blocage en lésant les régions qui environnent le faisceau, alors que celui-ci restait intact. Ces recherches sont en contradiction absolue avec celles de tous les auteurs qui ont étudié la question ; aussi doit-on conserver toute leur valeur à des travaux qui, poursuivis de différents côtés avec toute la rigueur et tout le soin désirables, ont toujours conduit au même résultat. Th. Lewis cherche la cause de ces divergences dans la technique mise en œuvre.

A vrai dire, nous possédons actuellement un ensemble de preuves démontrant que l'incitation contractile passe des oreillettes aux ventricules, en suivant le faisceau auriculo-ventriculaire. La localisation de ces importantes fonctions dans cette région du cœur est aujourd'hui bien établie.

Troubles fonctionnels de conductibilité du faisceau de Gaskell-Kent obtenus expérimentalement. — Si les fonctions de conduction sont l'attribut du faisceau de Gaskell-Kent, les troubles de conductibilité sont-ils nécessairement la conséquence de lésions matérielles déterminant l'interruption de ce faisceau? En d'autres termes, ne voit-on pas survenir, sous l'influence du système nerveux, des troubles fonctionnels de cette portion différenciée du myocarde? La localisation du trouble n'est pas moins précise, mais au lieu d'être la conséquence de la destruction de la région du muscle cardiaque, ce trouble est peut-être, dans certains cas, le résultat de la diminution ou de la suppression de l'activité fonctionnelle de la commissure cardiaque.

Devant les expériences probantes des physiologistes et les constatations anatomo-pathologiques, on avait nettement tendance dans ces derniers temps à admettre que le blocage plus ou moins complet du cœur a toujours un substratum anatomique et que le trouble des contractions cardiaques reconnaît toujours pour cause une lésion du faisceau auriculo-ventriculaire.

Et cependant des recherches déjà anciennes avaient démontré que la dissociation auriculo-ventriculaire peut se produire sans altération du faisceau de Gaskell-Kent. En 1885, Chauveau rapporte que l'excitation du pneumogastrique détermine chez le cheval la dissociation des contractions des oreillettes et des ventricules. Dans ces dernières années, on a obtenu expérimentalement chez l'animal des dissociations auriculo-ventriculaires plus ou moins complètes et disparaissant plus ou moins vite à l'aide de divers procédés.

C'est ainsi qu'on produit la dissociation des contractions des oreillettes et des ventricules chez des animaux par l'asphyxie (Th. Lewis et Mathison, Rothberger et Winterberg), ou en les intoxiquant par diverses substances : muscarine et physostigmine (Rothberger et Winterberg), adrénaline (Kahn), aconitine (Cushny) et surtout digitaline (Cushny et Tabora).

Il semble d'ailleurs que le pneumogastrique soit le principal agent qui détermine alors le blocage du cœur. Son rôle a été mis en lumière dans la dissociation qui survient au cours de l'asphyxie et dans celle que détermine la digitaline.

Ces recherches présentent un intérêt considérable au point de vue de la pathologie humaine et nous reviendrons plus loin sur les cas de dissociation auriculo-ventriculaire sans lésions matérielles du faisceau, par simple trouble fonctionnel de ce faisceau sous l'influence du pneumogastrique (Josué et Godlewski).

Mais que la diminution ou la suppression des fonctions du faisceau soit sous la dépendance du système nerveux, ou qu'elle soit le résultat de la destruction des éléments anatomiques, les symptômes de localisation restent les mêmes.

Ce n'est pas tout; nous aurons à envisager ensuite des troubles localisés d'ordre inverse. Le faisceau de Gaskell-Kent peut être le siège d'une activité anormale. Il devient alors le point de départ de contractions anormales appartenant au groupe des contractions hétérogénétiques de Th. Lewis. Ce sont des extrasystoles qui peuvent être isolées ou réunies par groupes de plusieurs, ou même constituer des accès de tachycardie paroxystique. Nous verrons d'après quels indices on arrive à localiser d'une façon précise les centres anormaux de contractions qui se produisent dans le faisceau.

Nous étudierons d'abord les troubles pathologiques par diminutions des fonctions du faisceau de Gaskell-Kent, puis les caractères particuliers des contractions anormales prenant naissance dans le faisceau.

A. — DIMINUTION OU SUPPRESSION DE LA CONDUCTIBILITÉ DU FAISCEAU DE GASKELL-KENT

Conditions étiologiques. — Les conditions étiologiques dans lesquelles surviennent les troubles du rythme ne donnent que peu de renseignements au sujet de la localisation dans le faisceau de Gaskell-Kent. Il est cependant intéressant de rappeler que la syphilis détermine fréquemment des lésions qui atteignent cette région du cœur. Cette notion est surtout importante à cause des conséquences thérapeutiques qu'elle entraîne. Le rhumatisme articulaire aigu peut être incriminé dans un certain nombre de cas et nous verrons que les altérations du faisceau se rencontrent souvent dans le cœur rhumatismal. Certaines substances médicamenteuses, en première ligne la digitale, puis le strophantus et la scille déterminent des troubles de conductibilité du faisceau. Ces notions étiologiques peuvent faire soupçonner la localisation des troubles du rythme au niveau de la commissure cardiaque.

Signes de localisation en rapport avec des troubles légers de la conduction du faisceau de Gaskell-Kent. — Quand il n'y a que des troubles légers de la conductibilité du faisceau de Gaskell-Kent, on constate, dans les tracés veineux, un allongement plus ou moins marqué de l'espace a c qui sépare le moment où débute la contraction auriculaire de celui où commence la contraction ventriculaire. Comme nous l'avons signalé plus haut, cet espace de temps est, à l'état normal, d'un cinquième de seconde. Il peut atteindre et dépasser le double de ce temps quand la conduction est gênée dans le faisceau de transmission. Les mêmes particularités s'observent dans les tracés œsophagiens. Sans qu'il soit nécessaire de prendre des tracés, l'auscultation jugulaire permet de reconnaitre l'allongement de l'espace *a c*. Dans ces cas, une oreille habituée au rythme jugulaire saisit nettement que les deux premiers bruits sont séparés par un laps de temps plus long qu'à l'état normal (Josué et Godlewski). Nous avons décrit plus haut (page 22) la technique de l'auscultation du pouls veineux.

Les électrocardiogrammes fournissent des renseignements qui concordent avec les tracés et l'auscultation jugulaire. L'espace PR, qui est l'équivalent de l'espace *a c*, est augmenté et dépasse notablement les 0″, 12 à 0″, 18 normaux.

Les troubles légers de conductibilité du faisceau de Gaskell-Kent ne donnent lieu à aucune manifestation symptomatique en dehors des modifications des tracés, de l'auscultation veineuse et de l'électrocardiographie. Cependant la localisation au faisceau de Gaskell-Kent de lésions même peu marquées n'est pas indifférente; nous verrons plus loin qu'elle prépare et favorise l'action inhibitrice de certains médicaments et du pneumogastrique sur la conductibilité inter-auriculo-ventriculaire. L'importance des troubles légers de conductibilité a été mise en lumière par J. Mackenzie, Th. Lewis, etc.

L'influence de l'accélération du rythme sinusal est intéressante à considérer en pareil cas. Dans un cœur normal, quand le rythme sinusal devient plus rapide, on constate souvent une diminution de l'espace *a c*; il se fait une sorte d'adaptation fonctionnelle du faisceau de Gaskell-Kent et la conductibilité est augmentée. L'inverse se produit dans les cas de lésions même légères du faisceau. Quand le rythme auriculaire s'accélère, la conductibilité du faisceau diminue, en sorte que l'espace *a c*, loin d'être plus court, s'allonge, et l'on voit souvent s'installer de la dissociation auriculo-ventriculaire incomplète, un certain nombre de systoles auriculaires ne se transmettant plus aux ventricules.

Signes de localisation en rapport avec des troubles plus marqués de la conductibilité du faisceau de Gaskell-Kent. — Dans les cas que nous envisageons maintenant, on n'observe pas de troubles fonctionnels graves, on note seulement des modifications du rythme qui, par elles-mêmes, n'ont aucun retentissement.

Pour attribuer ces modifications du rythme à leur véritable cause, il est nécessaire d'avoir recours à la méthode graphique et à l'électrocardiographe. Si l'on se contentait d'apprécier le rythme par l'auscultation et la palpation de la région cardiaque et par la palpation du pouls radial, on commettrait certainement des erreurs et on ne se rendrait pas compte de la véritable localisation des troubles.

Ce sont des sujets qui présentent en apparence un pouls bigéminé ou trigéminé. En réalité, les tracés artériels et veineux simultanés ainsi que les électrocardiogrammes démontrent qu'il s'agit de troubles de la conductibilité du faisceau. Après plusieurs contractions auriculaires suivies des contractions ventriculaires correspondantes, une contraction auriculaire reste sans réponse. L'examen du pouls montre par conséquent des groupes de deux ou trois pulsations séparées par un intervalle.

Deux cas sont à considérer.

Dans un premier type, l'espace a c, plus grand qu'à l'état normal, ne varie pas d'une révolution à l'autre ; mais toutes les deux ou trois révolutions cardiaques, la réponse ventriculaire fait défaut. L'examen électrocardiographique confirme les particularités observées dans les tracés.

Dans un deuxième type, on observe les périodes de Luciani. C'est un rythme particulier du pouls dont les pulsations s'écartent de plus en plus pendant deux, trois ou même quatre pulsations ; ensuite se produit une pause plus longue encore ; puis la même série recommence. Les tracés veineux montrent que l'espace a c augmente pendant deux, trois ou quatre révolutions cardiaques jusqu'à ce qu'une contraction ne passe plus aux ventricules. Par suite de l'absence de transmission, le faisceau de Gaskell-Kent reste au repos. Ce repos lui permet de récupérer ses propriétés de conductibilité, en sorte que l'espace a c de la révolution cardiaque qui suit immédiatement est petit, pour augmenter de nouveau jusqu'à ce qu'une contraction ventriculaire vienne à manquer. Le long espace de temps qui sépare les deux contractions ventriculaires entre lesquelles une contraction auriculaire est restée sans réponse, est plus petit que la somme de deux espaces chronotropes séparant les contractions auriculaires. Cette particularité s'explique facilement par ce fait que la contraction ventriculaire qui précède le repos se produit longtemps après la systole auriculaire correspondante, l'espace a c étant très augmenté à ce moment, tandis que la contraction ventriculaire qui suit le repos se produit à peu près dans les délais normaux après la contraction auriculaire correspondante.

Les renseignements fournis par l'examen électrocardiographique sont concordants. Pendant deux ou trois révolutions, on voit l'espace PR devenir de plus en plus long, puis on trouve un soulèvement P qui reste isolé sans être suivi d'un complexe ventriculaire. L'espace PR qui vient ensuite est normal, puis cet espace recommence à augmenter et le même cycle se reproduit.

Les tracés montrent donc, en pareil cas, que le rythme double ou triple est la conséquence d'un défaut de conductibilité du faisceau ; le cœur est incomplètement bloqué. Le diagnostic se fera facilement, grâce à la méthode graphique et électrocardiographique, avec les rythmes analogues déterminés par une ou deux extrasystoles se produisant immédiatement et toujours au même intervalle après chaque révolution normale. Il est probable que l'auscultation jugulaire telle que nous la pratiquons sera capable de fournir les mêmes précisions, car on reconnaît par cette méthode et les extrasystoles et les contractions isolées des oreillettes.

Signes de localisation déterminés par les troubles intenses de la conductibilité du faisceau de Gaskell-Kent. Bradycardie par dissociation auriculo-ventriculaire incomplète. Syndrome de Stokes-Adams. — Quand les troubles de conductibilité du faisceau sont encore plus intenses, il arrive qu'une ou plusieurs systoles auriculaires ne soient pas suivies des contractions ventriculaires correspondantes. Par suite, le rythme du pouls est considérablement ralenti et cette bradycardie détermine souvent divers accidents.

Manifestations cliniques. — Les troubles des fonctions du faisceau de Gaskell-Kent ont pour conséquence un ralentissement considérable du pouls et des troubles nerveux survenant par accès dont l'association constitue le syndrome de Stokes-Adams.

Le pouls est lent et se maintient aux environs de 30 ou 40 pulsations à la minute. De temps en temps se produisent des crises paroxystiques pendant lesquelles le pouls se ralentit encore, tombant à 20, parfois même à 10 à la minute.

Le ralentissement considérable du pouls détermine des accidents nerveux par suite de l'anémie des centres nerveux qui en est la conséquence. Ce sont d'abord des vertiges sans gravité, des attaques syncopales, des crises épileptiformes, enfin la mort peut mettre brusquement fin à ces accidents ou survenir d'emblée. Les accès nerveux se produisent quand l'intervalle entre les contractions ventriculaires se prolonge. C'est ainsi que Vaquez a constaté, chez un de ses malades, de simples vertiges pour un intervalle de 3 secondes, des attaques syncopales à 8 secondes, et des crises épileptiformes et convulsives à 15 secondes. Si les contractions ventriculaires ne réapparaissent pas après 90 à 120 secondes, l'arrêt est, en général, définitif ; il est exceptionnel que le malade revienne à la vie après ce laps de temps.

A l'auscultation du cœur, on perçoit parfois entre les bruits normaux dont le rythme est très ralenti des bruits plus sourds, dits « systoles en écho », qui sont déterminés par les contractions auriculaires non suivies de systoles ventriculaires.

Tracés artériels. — On note parfois dans les sphygmogrammes de petits soulèvements qui viennent se greffer sur la longue ligne de descente du pouls très ralenti. Ces soulèvements indiquent les contractions isolées des oreillettes ; on ne connaît d'ailleurs pas le mécanisme de ces soulèvements (J. Mackenzie, François Franck, Draper).

Tracés apexiens. — Les tracés de la pointe pris en décubitus latéral gauche, suivant le procédé de Pachon, permettent de constater la présence de soulèvements auriculaires supplémen-

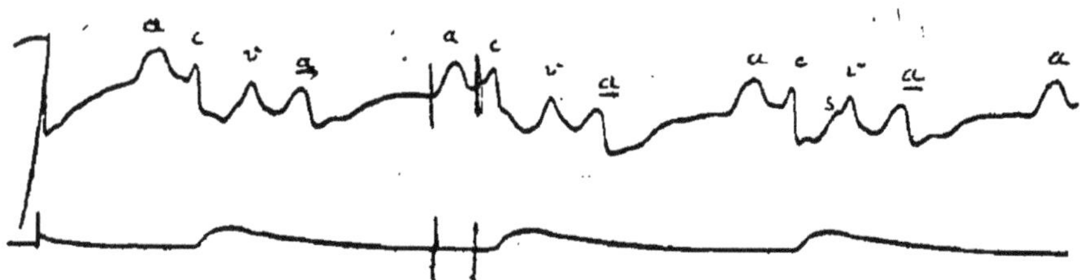

Fig. 8. — Dissociation auriculo-ventriculaire incomplète (rythme 2/1). En haut, ligne du temps, 1/5 de seconde; au-dessous, pouls jugulaire; en bas, pouls radial; a souligné, contractions auriculaires bloquées[1].

taires. On a obtenu des soulèvements analogues dans les tracés pris au niveau de l'épigastre.

Tracés radiaux ou apexiens et jugulaires simultanés. — Ces tracés mettent nettement en lumière le trouble de conduction du faisceau de Gaskell-Kent On constate par exemple qu'un soulèvement a sur deux reste sans réponse ventriculaire (rythme 2/1), on compte en pareil cas deux fois plus de contractions auriculaires que de contractions ventriculaires (voir fig. 8). Dans d'autres cas, on trouve même trois contractions auriculaires pour une ventriculaire (rythme 3/1). On note parfois des changements dans le degré de conductibilité et l'on peut constater successivement un rythme de 2/1 et de 3/1. Parfois les modifications sont en rapport avec l'accélération ou le ralentissement des oreillettes. On constate le plus souvent un allongement plus ou moins

1. Figure provenant de l'article de l'auteur : « Les notions nouvelles sur le pouls veineux. » *La Presse médicale*, 24 juillet 1912).

marqué de l'espace *a c* dans les révolutions cardiaques complètes où la contraction auriculaire atteint les ventricules.

L'AUSCULTATION DU POULS VEINEUX donne des résultats concordants en permettant de reconnaître la succession des contractions auriculaires et ventriculaires (Josué et Godlewski).

LES TRACÉS ŒSOPHAGIENS qui permettent d'inscrire les contractions de l'oreillette gauche concordent avec les tracés veineux et montrent que les deux oreillettes se contractent en même temps. Si l'on a recours à ce procédé, il sera prudent de contrôler les résultats, qui sont parfois d'une appréciation délicate, à l'aide des autres méthodes d'investigation.

L'ÉLECTROCARDIOGRAPHIE montre nettement que les systoles auriculaires représentées par des soulèvements P ne sont pas toutes suivies par des contractions ventriculaires. On constate avec une grande précision le rythme 2/1 ou 3/1 des contractions des oreillettes et des ventricules. L'espace PR est, en général, augmenté dans les révolutions cardiaques complètes. Les électrocardiogrammes fournissent des notions plus précises que les tracés veineux et ils permettent seuls de reconnaître certaines dissociations complètes qui, comme nous le verrons, simulent parfois des rythmes de 2/1 ou de 3/1.

Tous les moyens d'exploration que nous avons passés en revue donnent des résultats concordants et mettent en évidence le défaut de conductibilité du faisceau de Gaskell-Kent qui se caractérise par l'allongement du temps de transmission des contractions auriculaires aux ventricules et par la suppression de cette transmission pour certaines contractions. Le cœur est bloqué, mais d'une façon incomplète. L'épreuve de l'atropine et celle du nitrite d'amyle nous en fourniront une nouvelle preuve.

ÉPREUVES DE L'ATROPINE ET DU NITRITE D'AMYLE. — Les épreuves sont faiblement positives quand le faisceau de Gaskell-Kent est partiellement interrompu par une lésion (voir p. 29 et 43).

Signes de localisation caractérisant la suppression complète de la conductibilité du faisceau de Gaskell-Kent. Dissociation auriculo-ventriculaire complète. Rythme idio-ventriculaire; bradycardie. — MANIFESTATIONS CLINIQUES — Les manifestations cliniques auxquelles donne lieu la dissociation complète, sont analogues à celles qu'on observe dans les cas de blocage incomplet du cœur.

Le pouls est lent; il bat environ trente fois par minute. Il se maintient en général à ce chiffre, et on observe beaucoup plus rarement que dans la dissociation incomplète des périodes de ralentissement extrême. La constance du rythme s'explique par ce fait que les ventricules, complètement isolés des parties sus-jacentes, ne subissent plus l'influence des pneumogastriques et se contractent suivant le rythme idio-ventriculaire. C'est du moins l'opinion classique ; mais nous discuterons plus loin les influences nerveuses possibles sur les ventricules dont les connexions musculaires avec les oreillettes sont détruites.

Le pouls et les contractions ventriculaires devenant réguliers pour se maintenir aux environs de trente pulsations à la minute, les accidents nerveux occasionnés par les phases passagères de ralentissement extrême doivent manquer dans les cas de dissociation complète. On a insisté en effet (Vaquez, Esmein) sur l'absence habituelle des crises nerveuses quand la dissociation est complète. On a même distingué deux phases dans l'évolution de la maladie : une première phase pendant laquelle la dissociation est incomplète et où surviennent des accès de ralentissement

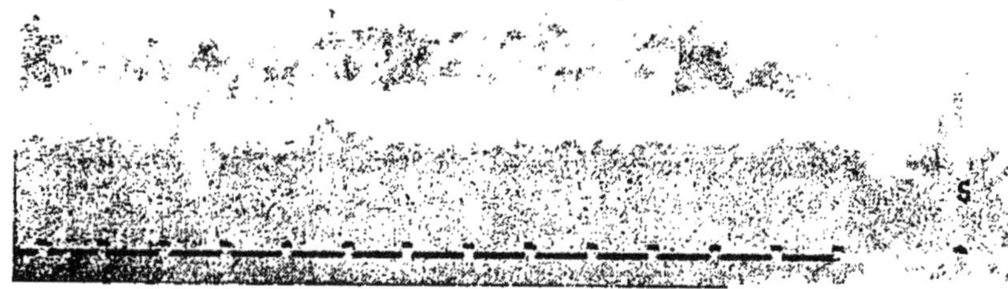

Fig. 9. — Dissociation auriculo-ventriculaire complète. Électrocardiogramme. pour 1 millivolt.

ventriculaire occasionnant des crises nerveuses ; une deuxième phase où le pouls bat lentement, mais où il reste sans grandes variations aux environs de trente ; il n'y a plus alors d'accidents nerveux, c'est en quelque sorte une période de guérison fonctionnelle.

Cette description est loin de s'appliquer à tous les cas, et l'apparition de crises nerveuses ne permet nullement d'éliminer d'emblée la possibilité d'une lésion localisée de telle sorte qu'elle interrompe totalement la continuité du faisceau de Gaskell-Kent. Th. Lewis note que les crises nerveuses s'observent dans le blocage complet, mais avec une fréquence moindre que dans la dissociation partielle. En réalité les accidents nerveux sont loin d'être exceptionnels dans les cas de dissociation complète (J. Renault, Lian et Martingay, Josué). J'ai constaté des crises dans trois cas de blocage complet étudiés à l'aide des méthodes graphiques, et de l'électrocardiographie en plus, pour deux d'entre eux. Deux de ces malades ont présenté des crises extrêmement graves avec arrêt prolongé des ventricules, et le malade dont j'ai publié l'observation est mort subitement depuis au cours d'une crise.

Quand on examine le cœur des malades présentant une dissociation auriculo-ventriculaire complète, on entend souvent, en plus des claquements normaux, des bruits lointains et sourds qu'on appelle « systoles en écho » et qui sont dus aux contractions isolées des oreillettes.

L'examen des tracés fournit la preuve de la dissociation des contractions des oreillettes et de celles des ventricules. C'est ainsi que Galabin a publié le premier cas en 1875, en s'appuyant sur les bruits en écho entendus à l'auscultation et sur les tracés de la pointe. En 1885, Chauveau démontre le premier, d'une façon évidente, à l'aide de tracés jugulaires, carotidiens et

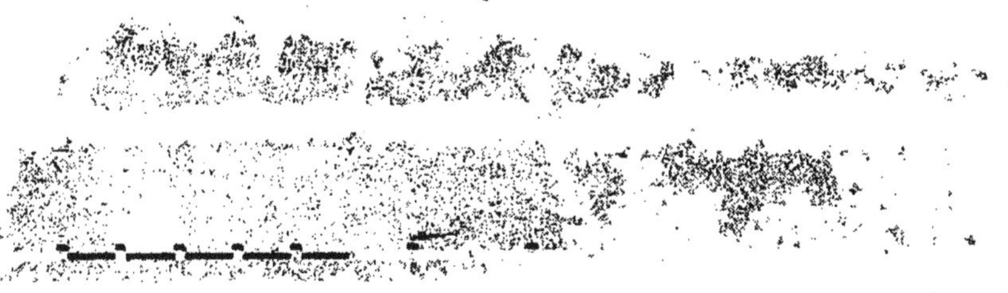

: bras droit, bras gauche. Temps, 0",2. Hauteur des soulèvements. 1 centimètre

apexiens, la présence de la dissociation auriculo-ventriculaire chez un malade dont les oreillettes se contractaient soixante à soixante cinq fois tandis que les ventricules battaient vingt et une à vingt-quatre fois à la minute. Ensuite Wenckebach, His décrivent en 1899 le blocage du cœur et suggèrent que ce trouble est peut-être la conséquence de lésions portant sur le faisceau de transmission. Depuis, de nombreuses observations ont été publiées (voir fig. 9).

Le diagnostic de blocage du cœur indiquant du même coup la suppression de la conduction de la grande commissure cardiaque se fait à l'aide des tracés des veines jugulaires et des artères et par l'électrocardiographie.

Les SPHYGMOGRAMMES montrent que le pouls est lent ; on trouve parfois les petits soulèvements causés par les contractions auriculaires ; nous les avons déjà signalés dans les cas de dissociation incomplète.

Les TRACÉS DE LA POINTE permettent de se rendre compte de la dissociation. Les soulèvements auriculaires reviennent à inter-

valles égaux, mais sans aucune liaison avec les grands soulèvements dus aux ventricules dont le rythme est différent.

TRACÉS RADIAUX OU APEXIENS ET JUGULAIRES SIMULTANÉS. — On
note dans les tracés jugulaires deux sortes de soulèvements.
D'une part, on observe deux soulèvements dont l'un précède la
pulsation radiale d'un dixième de seconde et l'autre survient
après : ce sont les soulèvements *c* et *v*. D'autre part, ces soulèvements une fois repérés et marqués, il reste encore d'autres
soulèvements moins élevés, survenant à intervalles égaux, ce
sont des soulèvements *a* causés par les contractions des oreillettes.
Les intervalles qui séparent les soulèvements *a* sont plus petits

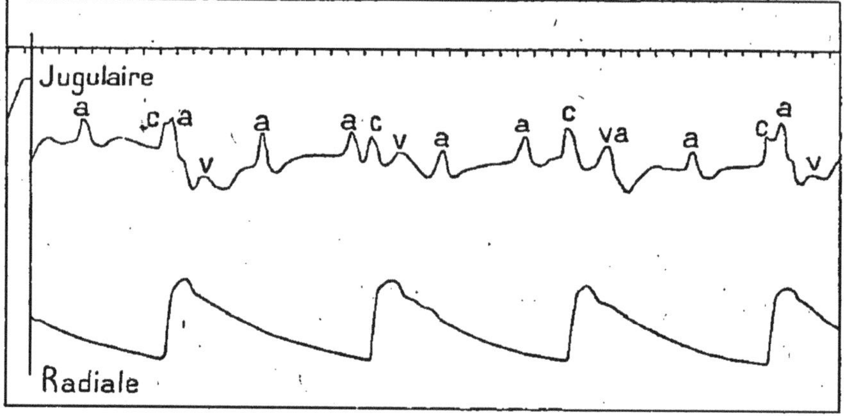

Fig. 10. — Dissociation auriculo-ventriculaire complète. En haut, ligne du
temps, 1/5 de seconde; au-dessous, pouls jugulaire, en bas, pouls radial. Repérage en ligne droite, tracés pris avec l'appareil de Jacquet[1].

que ceux qui existent entre les soulèvements *c*. La régularité du
rythme auriculaire facilite le repérage, les soulèvements *a* étant
équidistants. On se rend compte ainsi qu'il n'existe aucune rela-
tion entre les contractions des oreillettes et celles des ventricules.
Les soulèvements *a* peuvent tomber isolément; en d'autres
points, ils coïncident avec des soulèvements *c* ou *v* qu'ils ren-
forcent (voir fig. 10).

Le repérage est en général facile et l'indépendance des contractions auriculaires et ventriculaires est évidente. Cependant
il convient de signaler une cause d'erreur qui se présente assez
souvent. Il arrive que le rythme des oreillettes et celui des ven-

1. Figure provenant des articles de l'auteur : « Des crises épileptiformes et syncopales dans le pouls lent permanent par dissociation
auriculo-ventriculaire » *Soc. méd. des Hôp.*, 21 juin 1911 et Les notions
nouvelles sur le pouls veineux (*La Presse médicale*), 24 juillet 1912.

tricules, tout en étant dissociés, soient à peu près exactement multiples l'un de l'autre; les tracés simuleront alors la dissociation à 2/1 ou à 3/1. On se rendra parfois compte de la véritable nature du trouble de conduction en prenant de longs tracés où l'indépendance des oreillettes et des ventricules finit par apparaître quand les deux rythmes ne sont pas exactement divisibles. Dans certains cas, on assiste à des combinaisons curieuses des deux rythmes dont on a souvent donné des interprétations erronées alors qu'il s'agit simplement de dissociation complète. Quand les deux rythmes présentent certains rapports mathématiques, il arrive en effet que la juxtaposition détermine des périodes de plusieurs pulsations où les soulèvements auriculaires et ventriculaires sont disposés de la même façon. On a décrit ainsi des rythmes complexes qui sont en réalité des cas de dissociation auriculo-ventriculaire où le rapport mathématique entre les deux rythmes détermine des périodes.

AUSCULTATION DU POULS VEINEUX (Josué et Godlewski). — Dans certains cas de dissociation auriculo-ventriculaire, l'oreille perçoit deux sortes de bruits. En premier lieu, on entend des bruits survenant par groupes de deux, analogues à ceux qu'on constate à l'auscultation du cœur : le premier, synchrone au pouls radial, répond au claquement de la valvule auriculo-ventriculaire; le deuxième, survenant après le petit silence, est dû au claquement sigmoïdien. En second lieu, on distingue des bruits plus sourds, moins éclatants, ne présentant aucun rapport de succession avec les précédents; ce sont les bruits auriculaires dont le rythme est nettement distinct de celui des bruits ventriculaires. On se rend compte ainsi que les contractions auriculaires et ventriculaires sont dissociées. Les bruits auriculaires que l'on perçoit à l'auscultation jugulaire sont analogues comme timbre et comme rythme aux bruits sourds dits « systoles en écho » que l'on entend en auscultant la région précordiale; on sait que ces « systoles en écho » sont dues aux contractions auriculaires.

Les TRACÉS OESOPHAGIENS mettent en évidence la dissociation auriculo-ventriculaire, bien que leur interprétation ne soit pas toujours aisée et laisse souvent place à la controverse.

ELECTROCARDIOGRAMMES. — C'est à l'aide des électrocardiogrammes qu'on reconnaît de la façon la plus sûre la dissociation complète. Cette méthode d'examen permet parfois de la mettre en évidence, alors que les tracés jugulaires en imposaient pour une dissociation incomplète.

On constate dans les électrocardiogrammes les complexes ventriculaires qui surviennent à un certain rythme et qui sont indépendants des soulèvements auriculaires se produisant à un rythme différent et plus rapide. Les soulèvements auriculaires sont tantôt isolés, tantôt superposés aux complexes ventriculaires au hasard des rencontres (fig. 9).

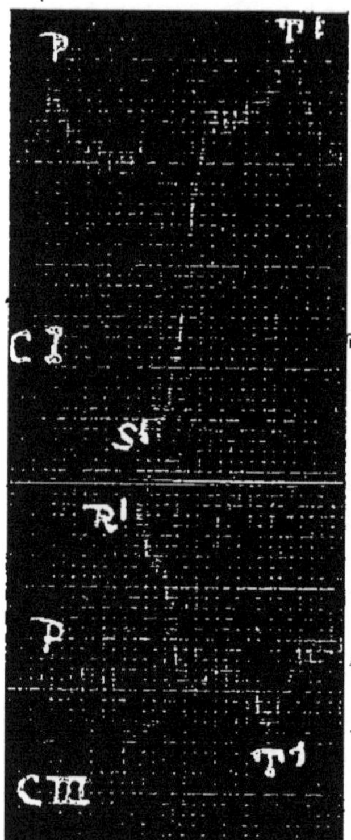

Fig. 11.

Électrocardiogrammes. Temps, lignes verticales = 1/50 de seconde. Un millivolt = un centim.
Suppression de la branche terminale gauche du faisceau de Gaskell-Kent. Il y a un léger allongement du temps de transmission de la contraction des oreillettes aux ventricules, 0'.22.
C I. Tracé en conduction I.
C III. Tracé en conduction III.

Les électrocardiogrammes donnent d'une façon beaucoup plus précise que les tracés veineux les rapports réciproques des contractions auriculaires et des contractions des ventricules et on peut saisir de cette façon de petites différences qui passent inaperçues dans les tracés jugulaires. C'est ainsi que, dans les cas de dissociation complète avec des rythmes auriculaires et ventriculaires à peu près multiples l'un de l'autre, on saisit les différences dans les rapports des contractions auriculaires aux contractions ventriculaires, en examinant une certaine étendue de tracé. Il est aisé de se rendre compte que ces différences sont dues à ce que les distances qui séparent les complexes ventriculaires tout en étant à peu près divisibles par les intervalles qui existent entre les soulèvements auriculaires, ne le sont cependant pas d'une façon absolue. En pareil cas l'électrocardiographie permet de reconnaître que la dissociation auriculo-ventriculaire est complète, alors que les tracés jugulaires faisaient croire à une dissociation incomplète.

LA RADIOSCOPIE montre parfois la dissociation d'une façon très nette. On voit sur l'écran que les ventricules se contractent lentement alors que les systoles auriculaires sont beaucoup plus rapides. On constate ainsi que les deux rythmes sont différents, sans pouvoir évidemment préciser si la dissociation est complète ou incomplète.

EPREUVES DE L'ATROPINE ET DU NITRITE D'AMYLE. — Voir p. 29 et 43.

Signes de localisation caractérisant la suppression

de la branche droite ou de la branche gauche de division du faisceau de Gaskell-Kent. — Eppinger et Rothberger ont étudié les modifications de l'électrocardiogramme après section de l'une ou l'autre des branches de division du faisceau de Gaskell-Kent chez les animaux. Ils ont constaté à la suite de cette expérience des modifications très curieuses de l'électrocardiogramme. Ils ont déterminé ainsi des *allodromies* (ἄλλος δρόμος, course anormale); c'est-à-dire que la contraction ventriculaire suit la contraction auriculaire, mais les incitations contrac-

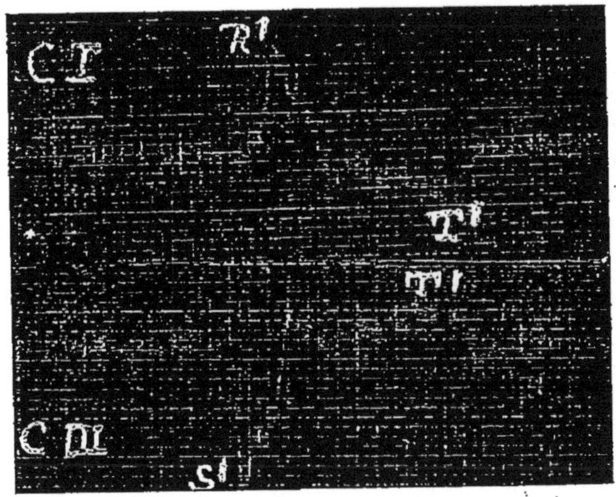

Fig. 12.

Electrocardiogrammes. Temps, lignes verticales = 1/50 de seconde. Un millivolt = un centim.
Suppression de la branche terminale droite du faisceau de Gaskell-Kent. Il y a en même temps de la fibrillation auriculaire.
C I. Tracé en conduction I.
C III. Tracé en conduction III.

tiles, au lieu de suivre le trajet habituel *nomodrome* (νόμος δρόμος, course normale), suivent un trajet anormal *allodrome*.

Chez l'homme on observe aussi des « contractions aberrantes » (Th. Lewis) quand l'incitation contractile aborde les ventricules par une seule branche terminale du faisceau de Gaskell-Kent, l'autre étant détruite ou fonctionnellement supprimée.

On constate en pareil cas des électrocardiogrammes particuliers qui permettent de faire le diagnostic de cette allodromie.

Une première caractéristique est fournie par la longue durée du groupe initial du complexe ventriculaire. Que l'atteinte porte sur la branche droite ou sur la gauche, le groupe P-R S dépasse 1/10 de seconde et dure généralement plus du 1/3 du complexe ventriculaire entier.

Pour préciser la branche atteinte, il faut étudier les anomalies des électrocardiogrammes suivant les différentes conductions.

Quand la branche droite fait défaut, on constate en conduction I un soulèvement R^1 qui est large et élevé et en conduction III un abaissement S^1 large et profond (fig. 12).

L'inverse se produit quand la branche gauche est interrompue. On note alors en conduction I un abaissement S^1 profond et large et en conduction III un grand soulèvement R^1 (voir fig. 11).

On note souvent dans les deux cas une encoche sur la branche droite de R^1 et de S^1.

En conduction II on obtient en général, les mêmes tracés qu'en III, mais avec une amplitude moindre.

Les électrocardiogrammes d'hypertrophie cardiaque offrent une grande ressemblance avec ceux qui proviennent de sujets présentant une interruption d'une des branches terminales du faisceau de Gaskell-Kent.

En cas d'hypertrophie du ventricule droit on note en conduction I un abaissement S très marqué sans soulèvement R et en III au contraire un soulèvement R sans abaissement S. Au contraire dans l'hypertrophie du ventricule gauche, R est marqué en I tandis que S est marqué en III en même temps que R disparait.

Mais dans l'hypertrophie cardiaque on ne constate pas d'exagération de la durée du groupe initial du complexe ventriculaire, ni d'encoche sur la branche droite de R^1 et de S^1 comme dans les cas d'interruption d'une des branches terminales du faisceau.

De plus quand la branche terminale droite du faisceau est supprimée, T^1 serait inversé en conduction I, tandis que dans l'hypertrophie du ventricule gauche, T serait souvent inversé en conduction III (Th. Lewis).

L'interruption de la branche terminale droite du faisceau est plus fréquente que celle de la gauche. Cette allodromie que l'examen électrocardiographique permet seul de dépister coïncide souvent avec les affections de l'aorte. Elle est d'un pronostic particulièrement grave (Th. Lewis).

On note parfois d'autres anomalies en même temps que l'interruption d'une des branches terminales du faisceau de Gaskell-Kent : diminution de conductibilité du tronc du faisceau caractérisée par l'allongement de l'espace P R, blocage auriculo-ventriculaire, plus ou moins complet, fibrillation auriculaire.

Lésions du faisceau de Gaskell-Kent. — Les manifestations cliniques que nous venons de passer en revue sont la conséquence de la diminution ou de la suppression des fonctions de conduction du faisceau de Gaskell-Kent. On a déterminé, en effet, les mêmes symptômes chez l'animal en interrompant plus ou moins complètement le faisceau. De plus, des sections ou destructions portant sur d'autres régions n'ont jamais entraîné les mêmes conséquences. Les signes que nous avons étudiés permettent donc de localiser exactement les troubles dans la région du faisceau de Gaskell-Kent.

Aux autopsies, on a constaté des lésions nettement localisées au niveau du faisceau d'union auriculo-ventriculaire. Ces lésions sont de divers ordres. On a trouvé dans un certain nombre de cas des lésions de nature syphilitique. Tantôt il s'agissait de gommes siégeant au niveau de la cloison dans les régions où chemine le faisceau ; tantôt les lésions consistaient en infiltrations gommeuses plus ou moins diffuses, envahissant et détruisant la grande commissure cardiaque. Ces faits présentent un intérêt clinique considérable ; ils ont mis en lumière le rôle fréquent de la syphilis dans la détermination de la dissociation auriculo-ventriculaire, d'où la nécessité de rechercher la syphilis dans les antécédents de ces malades et l'utilité du traitement antisyphilitique.

Dans d'autres cas, on a signalé de la sclérose du faisceau et des lésions plus ou moins marquées de l'artère qui l'irrigue avec disparition partielle ou complète des fibres musculaires. Il n'est pas rare de trouver des noyaux calcaires à la partie inférieure de la cloison interauriculaire ou dans le septum membraneux. Parfois les amas calcaires se trouvent en plein faisceau de Gaskell-Kent et les fibres musculaires commissurales peuvent être totalement interrompues par la calcification. On a constaté aussi des lésions athéromateuses siégeant à la partie supérieure de la cloison interventriculaire, dans la portion membraneuse qui sépare, comme nous l'avons vu, le ventricule gauche de l'oreillette et du ventricule droits ; une ulcération de nature athéromateuse peut entamer et même détruire une portion du faisceau. Dans les cas de perforation interventriculaire, congénitale ou acquise, siégeant au niveau du septum membraneux, le faisceau de Gaskell-Kent peut être également atteint.

Dans toutes ces circonstances, la lésion atteignant le faisceau est nettement localisée. Mais il est des cas où l'altération est moins évidente. C'est ainsi qu'on a incriminé dans certaines observations l'augmentation du tissu conjonctif ou du tissu adipeux au niveau du nœud de Tawara ou du faisceau de Gaskell-Kent, ou encore l'atrophie ou la distension du faisceau par la présence de dépôts calcaires dans le voisinage.

Enfin, les lésions peuvent porter surtout sur les fibres musculaires : celles-ci sont alors plus ou moins atteintes de dégénérescence graisseuse.

Dans les cas de myocardite généralisée, les lésions ne respectent pas nécessairement le faisceau de Gaskell-Kent et l'on trouve fréquemment dans cette portion différenciée du muscle cardiaque les mêmes lésions parenchymateuses et interstitielles que dans le reste du myocarde : c'est ainsi que l'on rencontre des amas de lymphocytes, de la sclérose, de la dégénérescence des fibres musculaires. Il semble même qu'en pareil cas les lésions scléreuses et la dégénérescence graisseuse aient une certaine prédilection pour les régions différenciées du cœur, et cependant, comme le fait remarquer Sternberg, les malades porteurs de ces lésions ne présentaient pas de troubles de conductibilité du faisceau.

L'appréciation exacte des lésions n'est pas toujours aisée et la valeur des constatations anatomiques relatées dans nombre d'observations est certainement contestable. C'est ainsi qu'Aschoff, Monrad-Krohn insistent sur certaines particularités anatomiques que l'on rencontre fréquemment chez des sujets qui n'ont cependant présenté aucun trouble de la conductibilité du faisceau. Monrad-Krohn a presque toujours constaté, à l'autopsie des sujets âgés, de la dégénérescence hyaline et de l'infiltration calcaire du tissu conjonctif entourant le faisceau de Gaskell-Kent. Le même auteur a trouvé dans des cœurs normaux le faisceau auriculo-ventriculaire entouré et infiltré de tissu cellulo-adipeux. Il pense avec Monckeberg que le tissu graisseux se développe avec l'âge ; il se demande même si là graisse ne protège pas le faisceau contre les tiraillements que pourraient lui faire subir les plaques de sclérose et les blocs calcaires qui se trouvent souvent dans les régions avoisinantes chez les sujets âgés. M. Krohn a observé de plus des foyers lymphocytaires dans le faisceau de cœurs qui s'étaient montrés cliniquement normaux. Aussi fait-il des réserves sur la valeur réelle du diagnostic anatomique de sclérose ou d'infiltration graisseuse du faisceau en tant que cause de la dissociation auriculo-ventriculaire. D'après cet auteur, les seuls signes anatomiques prouvant qu'il y a interruption de la conduction dans le faisceau sont les suivants : la disparition évidente des fibres du faisceau auriculo-ventriculaire ; la dégénérescence évidente des fibres de ce faisceau. Mais on ne peut attacher aucune importance aux modifications du tissu conjonctif environnant.

Il résulte de ces importants travaux que la plus grande circonspection est nécessaire dans l'étude des lésions du faisceau de conduction. Il faut se garder contre la tendance qu'on aurait facilement à s'exagérer l'importance de dispositions anatomiques qui, pour n'être pas absolument normales, ne doivent cependant pas être considérées comme suffisantes pour expliquer la dissociation auriculo-ventriculaire observée pendant la vie.

Rôle des lésions du faisceau de Gaskell-Kent. Lésions anatomiques et troubles fonctionnels. — Si l'appréciation de la réalité des lésions du faisceau est souvent difficile, il n'est pas rare que, même dans les cas où les altérations anatomiques sont indiscutables, celles-ci ne se juxtaposent pas aux troubles observés pendant la vie.

Tout en signalant qu'on n'a pas observé de cas de destruction complète du faisceau sans qu'il y ait eu dissociation auriculo-ventriculaire avant la mort, Th. Lewis insiste sur la discordance que l'on constate souvent entre les lésions et les symptômes. En effet, en parcourant les cas publiés, on se rend compte que l'examen histologique ne permet pas toujours de comprendre pourquoi la dissociation était plus ou moins complète.

C'est ainsi qu'on a trouvé à l'autopsie des lésions profondes et étendues du faisceau de Gaskell-Kent dans des cas où on n'avait signalé pendant la vie que des troubles légers de la conductibilité. Tel sujet n'avait présenté qu'un blocage très incomplet ou même uniquement une diminution passagère de la transmission ; à l'autopsie, on a vu le faisceau réduit à une petite partie de ses fibres, ou bien l'une des deux branches terminales de ce faisceau complètement sectionnée et l'autre partiellement détruite.

Inversement, on est parfois surpris de ne trouver que des lésions très légères du faisceau dans des cas où la dissociation auriculo-ventriculaire était complète et persistante.

Bien plus, on trouve parfois des lésions moins marquées chez des sujets ayant présenté de la dissociation complète que chez d'autres n'ayant jamais eu de troubles de la conductibilité du faisceau (Krumbhaar, cité par Th. Lewis). Un grand nombre de fibres du faisceau ou de ses branches terminales peuvent être supprimées sans qu'il en résulte aucun dommage.

Mönckeberg a constaté des modifications de structure du faisceau chez des vieillards qui n'avaient présenté aucune manifestation clinique spéciale. Sternberg, ayant examiné 72 cœurs provenant de maladies du cœur sans troubles de transmission du faisceau de Gaskell-Kent, trouve des lésions de ce faisceau dans 70 0/0 des cas. Les altérations qu'il constate sont parfois aussi marquées que lorsqu'il y avait de la dissociation complète.

Il n'y a donc aucun parallélisme entre l'intensité des lésions du faisceau et le degré du blocage du cœur. On admettait par contre, jusque dans ces derniers temps, qu'on trouve toujours une atteinte du faisceau, parfois légère il est vrai, quand la dissociation auriculo-ventriculaire, a été constatée pendant la vie.

Et cependant on a publié un certain nombre d'observations où il existait un blocage plus ou moins complet du cœur et où l'autopsie a démontré l'intégrité du faisceau : tels les cas de Deneke et Fahr, Nagayo, Pepper et Austin, Mollard, Dumas et Rebattu, Holst et Monrad-Krohn ; enfin une observation de Rénon, Géraudel et Thibaut. Cette dernière observation est particulièrement intéressante, car les auteurs ont étudié tout le faisceau avec un soin minutieux et n'ont trouvé aucune altération ; de plus, ils ont constaté l'intégrité du système nerveux. Malheureusement, on ne possédait pas de tracés veineux ; cependant, malgré cette lacune et sans que les auteurs se croient en droit de l'affirmer, puisqu'ils intitulent simplement leur observation « syndrome de Stokes-Adams », il est vraisemblable, d'après le tableau clinique présenté par le malade, qu'il s'agissait d'un cas de dissociation auriculo-ventriculaire.

Certes, de nouvelles recherches anatomo-pathologiques seraient nécessaires, mais les documents que nous possédons d'ores et déjà démontrent suffisamment que des troubles graves de conduction du faisceau de Gaskell-Kent peuvent se produire sans qu'il y ait une lésion matérielle interrompant le faisceau.

A vrai dire, les recherches expérimentales que nous avons rapportées plus haut démontrent la possibilité de troubles fonctionnels du faisceau de conduction auriculo-ventriculaire sous l'influence de causes diverses. Le blocage plus ou moins complet du cœur a été également observé dans les mêmes conditions chez l'homme. La dissociation se montre alors d'une façon passagère. La question se pose de savoir si la dissociation auriculo-ventriculaire peut survenir d'emblée sans qu'il y ait eu aucun trouble de conduction. En un mot l'influence toxique et nerveuse est-elle capable de créer de toutes pièces le blocage fonctionnel du cœur sans lésion du faisceau? Ou bien une lésion préalable du faisceau se traduisant déjà par des troubles habituels de l'espace a c, est-elle nécessaire? Dans cette dernière hypothèse, l'influence toxique ou nerveuse ne déterminerait pas d'emblée la suppression fonctionnelle du faisceau; elle exagérerait seulement un blocage léger préexistant. Nous abordons somme toute par un côté différent la même question que plus haut : la dissociation auriculo-ventriculaire par trouble purement fonctionnel sans lésion anatomique du faisceau de Gaskell-Kent existe-elle chez l'homme?

Il semblait prouvé jusque dans ces derniers temps que ces influences ne sont capables de déterminer le blocage chez l'homme que s'il y avait déjà antérieurement des lésions du faisceau. C'est ainsi que si nous envisageons le blocage qui recon-

nait pour cause l'excitation du pneumogastrique, nous voyons
que, dans les cas publiés, il existait des signes antérieurs ou
concomitants d'altération du faisceau. C'est ainsi que Barringer
a observé un cas de dissociation temporaire où l'injection d'a-
tropine était suivie d'accélération du pouls. Par conséquent le
blocage était la conséquence de l'excitation du vague, cette
dernière disparaissant sous l'influence de l'atropine; cependant
le faisceau n'était pas indemne, car des tracés pris après l'injection d'atropine montraient que la conduction ne s'était pas
complètement rétablie. J. Mackenzie constate chez un malade
la disparition d'un certain nombre de réponses ventriculaires
aux contractions auriculaires au moment de la déglutition qui
excite, comme on sait, le pneumogastrique; mais ce malade avait

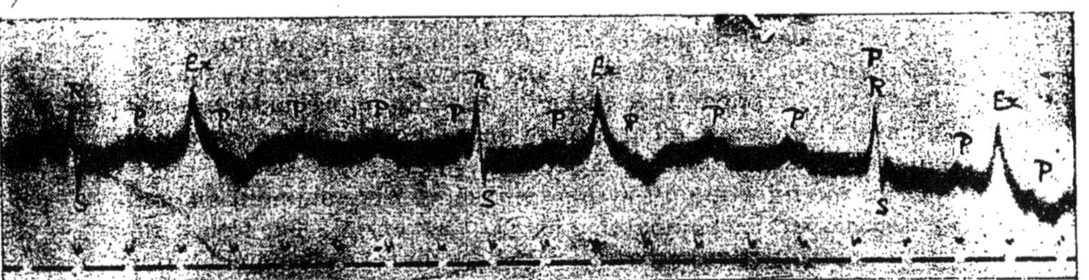

Fig. 13. — Electrocardiogramme. Conduction : bras droit, jambe gauche.
Temps, 0".2. Hauteur des soulèvements : 1 centimètre pour 1 millivolt. Bigé-
minie cardiaque avec dissociation auriculo ventriculaire, d'origine digitalique.
Ex. extrasystole de la base ou du ventricule droit[1].

déjà un allongement de l'espace a c. Rihl, Volhard ont déterminé
le même phénomène par compression du pneumogastrique au cou.
Mais toujours, il y avait antérieurement un allongement de
l'espace a c. L'action inhibitrice sur la fonction conductrice du
faisceau de Gaskell-Kent ne s'exercerait chez l'homme qu'à la
condition que le faisceau fût déjà lésé.

La dissociation auriculo-ventriculaire observée par J. Mackenzie chez les cardiaques traités par la digitale, le strophantus, la
scille est particulièrement intéressante à considérer. Ce trouble
du rythme a été retrouvé par nombre d'auteurs (Hull Laslett,
Hume Turnbull, etc.). Nous avons publié avec M. Godlewski
une nouvelle observation de heart-block digitalique, qui nous a
permis de démontrer que la digitale est capable d'inhiber com-

1. Figure provenant de la communication de MM. Josué et Godlewski, *Soc. méd. des Hôp.*, 27 déc. 1912.

plètement un faisceau de Gaskell-Kent dont les fonctions étaient normales quand le malade n'était pas sous l'influence du médicament.

En général, la digitale détermine seulement un allongement de l'espace *a c* ; à un degré de plus, un certain nombre de systoles auriculaires restent sans réponse ventriculaire. Presque toujours la dissociation n'est que partielle ; il est tout à fait rare qu'elle soit complète. Notre malade a présenté une dissociation auriculo-ventriculaire complète, en même temps qu'il y avait de la bigéminie ventriculaire, une extra-systole partie le plus souvent de la base du ventricule droit, rarement de la pointe du ventricule gauche, suivant à intervalle rapproché et toujours le même chaque contraction idio-ventriculaire (voir fig. 13).

Ce malade avait donc un blocage digitalique total. Or, il faut, d'après les travaux de J. Mackenzie, Rihl, Hume Turnbull, etc., que le faisceau soit déjà altéré antérieurement pour que la digitale détermine la dissociation auriculo-ventriculaire. Les malades chez lesquels apparaît le blocage digitalique présentaient avant l'administration du médicament un allongement de l'espace *a c* dans les tracés radiaux et jugulaires simultanés.

Cette modification du rythme s'observe fréquemment au cours des cardiopathies rhumatismales (J. Mackenzie). Th. Lewis rapporte une statistique portant sur 84 cas de rétrécissement mitral. Dans 33 cas, l'espace *a c* était plus petit que 0″,2, temps normal ; dans 37 cas il durait exactement 0″,2 ; enfin dans 14 cas, cet espace était supérieur à 0″,2. On a constaté enfin, à l'autopsie, des lésions plus ou moins marquées portant sur le faisceau.

Bien plus, l'action de la digitale au cours de l'arythmie perpétuelle par fibrillation auriculaire serait également subordonnée à l'état du faisceau. La digitale ralentit le cœur en pareil cas, parce que le faisceau de Gaskell-Kent laisse moins bien passer, après l'administration du médicament, les incitations contractiles rapides et désordonnées venant des oreillettes (Th. Lewis, Josué et Chevallier). Or, la conductibilité du faisceau ne serait diminuée par la digitale qu'à la condition qu'il y eût déjà des altérations anatomiques de cette portion du myocarde. Bayley rapporte trois observations très probantes à ce point de vue. Les trois malades présentaient de l'arythmie complète et furent soumis à la digitale. Ils avaient été examinés avant l'établissement de l'arythmie complète. Deux malades avaient à ce moment un espace *a c* normal, la digitale n'a pas ralenti le rythme de leur cœur. Un autre malade avait une augmentation de l'espace *a c* avant la fibrillation, son cœur s'est ralenti sous l'influence de la digitale.

Tous les faits semblaient donc établir que la digitale et les médicaments du même groupe ne déterminent chez l'homme un blocage plus ou moins complet du cœur que dans les cas où le faisceau de Gaskell-Kent est déjà lésé. Il ne se produirait pas de blocage digitalique quand cette région du cœur est indemne.

Cependant J. Davenport Windle a observé récemment des degrés variables de dissociation auriculo-ventriculaire chez l'homme, sans que les tracés pris avant et après l'action du médicament aient dénoté aucun trouble de la conductibilité. Notre malade, chez lequel la digitaline a causé un blocage complet du cœur, ne présentait pas non plus de lésions du faisceau. En effet, un électrocardiogramme pris longtemps avant l'établissement de l'arythmie, présente un espace P R de 0" 19. Cet espace se trouve, il est vrai, un peu plus grand que l'espace normal, qui varie de 0",12 à 0",18. Mais à ce moment le malade avait déjà pris trente gouttes de la solution de digitaline au millième pendant deux jours. Par contre, dans un tracé jugulaire pris treize jours après la cessation de la digitaline, l'espace a c est de 0",2, temps normal. On peut conclure de ces constatations que le faisceau de Gaskell-Kent ne présentait pas de troubles en dehors des périodes où le malade était soumis à la digitale.

L'observation de Davenport Windle et la nôtre démontrent que la digitale peut non seulement exagérer un blocage préexistant, mais encore déterminer d'emblée la dissociation auriculo-ventriculaire sans tare antérieure du faisceau de Gaskell-Kent.

Une expérience de Volhard montre d'ailleurs clairement que le blocage digitalique est dû à l'excitation du pneumogastrique. Il a constaté que l'atropine diminue le blocage dû à la digitale et rétablit la conductibilité du faisceau telle qu'elle était avant le traitement digitalique. Or, on sait que l'atropine paralyse l'action du pneumogastrique sur le cœur.

L'intérêt des faits que nous venons de rapporter est considérable, puisqu'ils démontrent qu'à côté des lésions destructives du faisceau de Gaskell-Kent il faut réserver une place au pneumogastrique parmi les causes de blocage du cœur. Les recherches expérimentales avaient prouvé la réalité de la dissociation auriculo-ventriculaire d'origine nerveuse. Par contre, chez l'homme, on avait seulement observé des cas où l'excitation du pneumogastrique exagérait le défaut de conductibilité de la commissure cardiaque. On soutenait que le nerf ne peut exercer son influence inhibitrice que sur un faisceau de Gaskell-Kent préparé par des altérations antérieures. Le rôle du muscle cardiaque restait ainsi prédominant, puisqu'on n'admettait pas de blocage sans lésion du muscle. L'observation de Davenport Windle et la nôtre démontrent que la digitale peut créer d'emblée la dissociation auriculo-ventriculaire par action nerveuse, sans altération préalable du muscle. Ces faits sont conformes aux résultats expérimentaux, et il est à prévoir que de nouvelles observations montreront qu'ils sont moins exceptionnels qu'il ne semblerait actuellement.

Uniquement préoccupé des notions importantes acquises dans ces dernières années sur le rôle des parties différenciées du muscle cardiaque, on a trop laissé dans l'ombre le rôle du système nerveux dans la dissociation auriculo-ventriculaire. A côté du blocage par lésion du faisceau de Gaskell-Kent, il convient de faire une large place à la dissociation due au pneumogastrique. L'excitation de ce nerf peut exagérer les troubles de conductibilité d'un faisceau déjà lésé, ou créer d'emblée, sans altération préalable, la dissociation auriculo-ventriculaire.

Mais il faut tenir compte aussi, comme nous l'avons montré, de l'influence du grand sympathique dans les cas de dissociation auriculo-ventriculaire. Ici encore cette influence est inverse de celle du pneumogastrique.

L'excitation du grand sympathique favorise les fonctions conductrices du faisceau et peut même les rétablir quand elles sont suspendues par des lésions matérielles, à condition, bien entendu, que ces altérations ne dépassent pas un certain degré.

C'est ainsi que, dans un cas de dissociation auriculo-ventriculaire complète, sans accélérations du pouls par les épreuves de l'atropine et du nitrite d'amyle, l'excitation du grand sympathique déterminée par l'ascension et la descente des escaliers. amenait un retour de la conductibilité dans la branche gauche du faisceau (Josué et Godlewski). .

Lésions du faisceau et des branches du pneumogastrique qui cheminent dans son épaisseur. — Nous avons attiré l'attention sur l'importance pathologique des rameaux du pneumogastrique qui suivent la voie du faisceau. L. Frédéricq a montré le rôle que peuvent jouer ces nerfs en cas de lésions du faisceau de Gaskell-Kent.

Cet auteur a pú, à l'aide d'une technique ingénieuse, préciser l'action de chacune des portions du faisceau. Il a fait une analyse physiologique très précise des phénomènes qui dépendent de la commissure musculaire et de ceux qui sont dus aux branches nerveuses qui cheminent au milieu de la bandelette. Chez le chien, il saisit le faisceau entre les mors d'une pince de forme spéciale. Par une pression légère, il produit des troubles minimes de conductibilité : les tracés montrent seulement un allongement de l'espace a c, les branches nerveuses restent intactes, et si l'on excite le pneumogastrique dont les rameaux passent au milieu des fibres du faisceau, mais sont moins vulnérables qu'elles, on voit des contractions ventriculaires se ralentir. Si l'on serre de plus en plus la pince, la dissociation devient de plus en plus marquée. A un moment, la dissociation est complète ; mais si la pression a été bien graduée, les rameaux nerveux sont encore intacts et continuent leurs fonctions ; en effet l'excitation du pneumogastrique ralentit encore les ventricules qui battent cependant d'une façon tout à fait indépendante des oreillettes. Si l'on serre encore plus la pince, toute la région est détruite, les nerfs eux-mêmes sont écrasés ; la dissociation auriculo-ventriculaire est complète et l'excitation du pneumogastrique n'agit plus sur les ventricules. Dans le faisceau de Gaskell-Kent se trouvent à la fois les éléments musculaires qui transmettent les contractions des oreillettes aux ventricules et les rameaux nerveux inhibiteurs des ventricules.

M. L. Frédéricq réalise en somme une sorte de dissection physiologique du faisceau à l'aide de sa pince. Des troubles analogues doivent certainement se produire sous l'influence de diverses lésions de la région. C'est ainsi qu'il existe sans doute des cas mixtes où l'on pourrait invoquer à la fois l'interruption du faisceau de conduction et des troubles dus aux pneumogastriques. Il y a lieu de songer à cette pathogénie dans les cas de blocage du cœur où l'épreuve de l'atropine et celle du nitrite d'amyle déterminent une accélération légère du pouls radial. Ces faits sont d'ailleurs loin d'être rares et l'influence du pneumogastrique sur les ventricules peut être conservée totalement ou en partie seulement, même dans les cas où la commissure musculaire est interrompue et où le blocage est complet.

Les expériences de L. Frédéricq expliquent certaines observations cliniques qui semblaient difficiles à interpréter. C'est ainsi qu'on voit parfois survenir, chez des malades présentant une dissociation auriculo-ventriculaire complète, des attaques épileptiformes causées par un ralentissement encore plus marqué des contractions ventriculaires. On comprend mal l'apparition de ces accidents puisque la séparation fonctionnelle est complète entre le muscle ventriculaire et le muscle auriculaire, et que les ventricules se sont mis à battre à leur rythme propre, au rythme idio-ventriculaire. Et cependant ces faits ne sont pas absolument exceptionnels ; j'en ai publié un cas probant et d'autres en ont observé. Une des expériences de L. Frédéricq s'applique à ces cas. Le faisceau musculaire peut être détruit et la dissociation auriculo-ventriculaire se montrer complète sans que pour cela les branches du pneumogastrique soient sectionnées. Par suite, ce nerf est encore capable d'exercer son action inhibitrice sur les ventricules et d'amener, quand il est excité, un ralentissement extrême de cette portion du cœur.

Il y a donc lieu d'envisager le rôle important des ramifications du pneumogastrique qui cheminent au milieu des fibres du faisceau de Gaskell-Kent. Ces nerfs exercent une action inhibitrice sur les ventricules. Les lésions de la région du faisceau peuvent détruire la totalité de celui-ci avec les nerfs qui le traversent. Mais, dans d'autres cas, les altérations portent plus ou moins sur l'un ou l'autre de ces éléments, créant une dissociation auriculo-ventriculaire plus ou moins complète, et supprimant plus ou moins l'action inhibitrice du pneumogastrique. Toutes ces modalités sont, à coup sûr, possibles et les faits cliniques en démontreront certainement la réalité.

Il résulte de tous ces faits que si les troubles de conduction de l'incitation contractile des oreillettes aux ventricules sont toujours l'indice d'une localisation fonctionnelle au niveau du faisceau de Gaskell-Kent, on ne peut conclure cependant qu'il existe certainement et dans tous les cas des lésions matérielles sectionnant plus ou moins complètement le faisceau. On peut envisager à ce point de vue diverses éventualités. La lésion détruisant les fibres musculaires de conduction explique parfois les phénomènes observés pendant la vie. Dans d'autres cas, l'excitation du pneumogastrique, par exemple sous l'influence de la digitale, semble déterminer la dissociation auriculo-ventriculaire alors qu'en réalité elle en exagère seulement le degré, car il existait déjà de légères altérations du faisceau. On croyait jusque dans ces derniers temps que tous les cas de dissociation d'origine toxique ou nerveuse appartiennent à cette dernière catégorie, mais nous avons contribué à montrer que le blocage du cœur peut être purement fonctionnel et déterminé d'emblée par l'action de la digitale.

Enfin, nous attirons l'attention sur les cas où, malgré des lésions destructives des éléments musculaires du faisceau déterminant une dissociation auriculo-ventriculaire plus ou moins complète, les rameaux du pneumogastrique qui cheminent dans le faisceau sont suffisamment conservés pour exercer leur action inhibitrice sur les ventricules.

On peut voir survenir en pareil cas des accès de ralentissement plus marqué des ventricules avec crises syncopales ou épileptiformes ou même la mort subite par arrêt des contractions ventriculaires.

Au contraire quand les rameaux du pneumogastrique qui cheminent dans le faisceau de Gaskell-Kent sont complètement détruits en même temps que la bandelette musculaire, les ventricules continuent à se contracter au rythme idio-ventriculaire sans que les vagues puissent exercer sur eux aucune action ralentissante.

Les épreuves de l'atropine et surtout du nitrite d'amyle nous fournissent le moyen d'apprécier dans une certaine mesure l'état fonctionnel de ces rameaux nerveux. On avait noté que les épreuves étaient parfois légèrement positives dans des cas de dissociation auriculo-ventriculaire complète (accélération de moins de dix pulsations par minute sous l'influence de l'atropine, de moins de vingt pulsations sous l'influence du nitrite d'amyle). On en avait conclu que ces réactions minimes n'ont aucune signification et que les épreuves doivent être considérées en pareil cas comme négatives.

Or ces épreuves faiblement positives indiquent au contraire que l'action des pneumogastriques sur les ventricules persiste dans une certaine mesure, malgré la dissociation auriculo-ventriculaire et qu'il y a lieu de redouter des crises de ralentissement des ventricules avec leurs conséquences (Josué et Belloir).

Au contraire ces accidents ne sont pas à craindre quand les épreuves sont absolument négatives (Josué et Belloir). Les épreuves de l'atropine et du nitrite d'amyle donnent donc des indications pronostiques précieuses chez ces malades.

B. — CONTRACTIONS ANORMALES PRENANT NAISSANCE
DANS LE FAISCEAU
UNISSANT LES OREILLETTES AUX VENTRICULES

Un centre anormal de contractions cardiaques peut se constituer au niveau du faisceau d'union des oreillettes avec les ventricules. Les incitations contractiles anormales qui prennent naissance dans cette région intermédiaire se propagent à la fois dans les oreillettes et dans les ventricules; ceux-ci se contractent simultanément (rythme nodal).

C'est au rythme nodal que J. Mackenzie avait attribué la forme ventriculaire du pouls veineux dont il avait constaté la présence dans les cas d'arythmie complète. Il expliquait l'absence de soulèvement auriculaire a dans les tracés par ce fait que les contractions auriculaires et ventriculaires, se produisant en même temps, celles-ci ne pouvaient déterminer qu'un seul soulèvement, synchrone à la contraction simultanée de tout le cœur. Nous savons maintenant que l'absence de tout indice de contractions auriculaires dans les tracés veineux ne reconnaît pas cette cause. L'anomalie en question est liée, comme l'ont surtout mis en lumière Th. Lewis, Rothberger et Winterberg, à un état spécial des oreillettes, « la fibrillation auriculaire », dont nous nous sommes déjà occupé au chapitre traitant des lésions du nœud sinusal. L'arythmie complète des ventricules avec forme ventriculaire du pouls veineux n'est donc pas due au rythme nodal, comme le pensait Mackenzie, mais à un état particulier des oreillettes qui ne se contractent plus, à proprement parler, mais sont animées d'une sorte de tremblement inefficace.

Si le rythme nodal n'est pas la cause de l'arythmie complète, par contre, des contractions cardiaques anormales prennent quelquefois naissance dans le faisceau unissant les oreillettes aux ventricules. Ce sont des contractions prématurées ou extrasystoles. Elles peuvent être isolées ou survenir par groupes de plusieurs ou même constituer de véritables accès de tachycardie paroxystique. Les extrasystoles reconnaissant ce point de départ s'observent d'ailleurs assez rarement.

Les conditions cliniques dans lesquelles surviennent ces extrasystoles ne présentent rien qui puisse nous renseigner sur le point d'origine des contractions anormales.

Les sphygmogrammes ne permettent pas davantage une localisation précise. En effet, le tracé de la pulsation radiale extrasystolique en elle-même ne présente rien de particulier. La longueur de l'espace de temps qui sépare la contraction anormale du soulèvement suivant ne fournit pas non plus de renseignements. Le repos qui suit la contraction extrasystolique peut être compensateur; c'est-à-dire que la somme des espaces qui séparent l'extrasystole de la contraction normale qui la précède et de celle qui la suit est exactement égale à la somme de deux espaces normaux. Dans d'autres cas, le repos compensateur est incomplet, et la somme des espaces séparant l'extrasystole de la contraction normale qui la précède et de celle qui la suit est inférieure à la somme de deux espaces normaux.

Les tracés radiaux ou apexiens et jugulaires simultanés fournissent des renseignements qui permettent souvent de préciser la localisation des contractions anormales. C'est ainsi que les soulèvements a et c peuvent se trouver réunis en un seul soulèvement; il semble parfois malaisé de reconnaître en pareil cas la véritable nature du soulèvement unique que l'on constate; on arrivera à identifier ce soulèvement en repérant soigneusement le point où il commence par rapport au tracé radial ou apexien.

Dans d'autres cas, les soulèvements a et c sont séparés l'un de l'autre, mais l'espace a c est notablement diminué. Le raccourcissement marqué de l'espace qui sépare a de c indique que l'extrasystole part sans doute du tissu de jonction.

Parfois l'extrasystole présente dans le tracé veineux une inversion de la succession des soulèvements. Le soulèvement c précède le soulèvement a. On reconnaît la véritable nature de ces soulèvements à l'aide des procédés habituels de repérage par rapport aux tracés radiaux ou apexiens. Une autre difficulté intervient en pareil cas. Le renversement de la succession des soulèvements a et c, c précédant a, pourrait être la conséquence d'une contraction à point de départ ventriculaire arrivant ensuite aux oreillettes par voie rétrograde. Remarquons d'abord que cette éventualité se présente rarement. On reconnaît que la contraction auriculaire est le résultat d'une excitation contractile rétrograde par progression en sens inverse d'une contraction ventriculaire, en mesurant le temps qui sépare le soulèvement c du soulèvement a qui le suit anormalement. En effet, la transmission de l'incitation contractile se fait beaucoup plus lentement en sens inverse (des ventricules aux oreillettes), que dans le sens normal. Il en résulte que, dans les cas de rétrogression, l'espace c a sera toujours beaucoup plus long que ne le serait l'espace a c normal. Au contraire, quand les contractions, auriculaires et ventriculaires naissent toutes deux de la même région située dans le tissu de jonction, l'espace c a est souvent plus petit, parfois de même longueur, mais jamais plus grand que le temps a c normal.

Les soulèvements a et c peuvent donc se produire à des moments assez différents l'un par rapport à l'autre quand les incitations contractiles des oreillettes et des ventricules naissent au même point, dans le faisceau de conduction. Tantôt la contraction auriculaire précède la contraction ventriculaire; dans ce cas on constate la succession a c avec espace a c plus petit que la normale. Dans d'autres cas, les contractions auriculaires et ventriculaires coïncident absolument, a et c sont alors réunis en un seul soulèvement. Parfois enfin, les ventricules se contractent les premiers, les oreillettes répondent plus tard à l'incitation contractile qui est cependant partie du même point.

On pourrait peut-être préciser davantage encore le point de départ de la contraction. C'est en effet, comme nous l'avons vu plus haut, au niveau du nœud de Tawara que l'incitation contractile est le plus longtemps arrêtée d'après Hering. Il y a donc lieu de supposer que l'incitation contractile part de ce nœud quand l'espace a c est raccourci ou quand, l'ordre de succession étant inversé, c a est court, ou à plus forte raison quand a et c coïncident.

Les électrocardiogrammes fournissent de nouvelles preuves, probantes le plus souvent, de la localisation des extrasystoles dans le faisceau unissant. On trouve en pareil cas un complexe auriculaire anormal. L'incitation contractile aborde les oreillettes et y chemine à l'inverse du sens normal, allant de la partie voisine des ventricules vers la région sinusale. Aussi le complexe auriculaire est-il inversé, et à la place du soulèvement P, on trouve un abaissement P au-dessous de la ligne horizontale. L'espace PR est en même temps très diminué. Il arrive même que P tombe en plein complexe ventriculaire (v. fig. 14). Le complexe ventriculaire est normal; en effet, l'incitation contractile aborde les ventricules, suivant la voie habituelle, par le faisceau de Gaskell-Kent.

Cependant, Kraus et Nicolaï décrivent un complexe ventriculaire spécial qu'ils considèrent comme caractéristique. Le soulèvement R est remplacé par deux petits soulèvements pointus, le

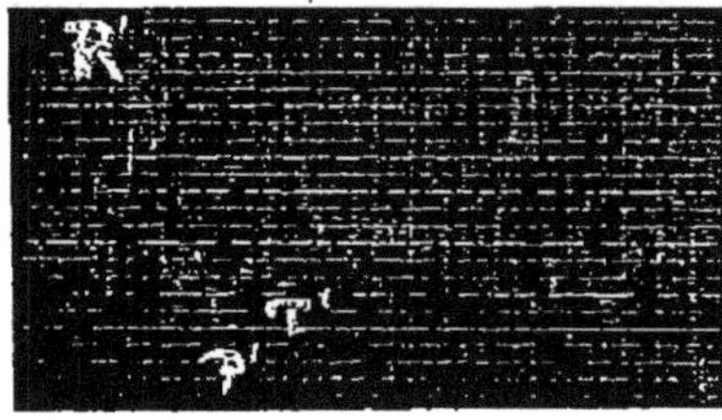

Fig. 14 — Electrocardiogramme. Temps, lignes verticales = 1/50 de seconde. Un millivolt = un centim. Tachycardie paroxystique à point de départ nodal. Les oreillettes se contractent après le début de la systole ventriculaire, P' inversé survenant après R'.

premier plus grand que le second, et un soulèvement T normal vient aussitôt après. D'après Th. Lewis, ce type de complexe ventriculaire ne serait nullement particulier aux contractions partant du faisceau d'union, mais on l'observerait aussi à la suite des contractions auriculaires prématurées.

L'étude attentive des tracés et des électrocardiogrammes permet donc, dans la plupart des cas, de préciser le point de départ des contractions anormales qui prennent leur origine dans le faisceau unissant.

Dans certains cas, les extrasystoles surviennent par groupes ou constituent des accès de tachycardie paroxystique. Les signes de localisation sont les mêmes en pareil cas et chaque contraction présente les mêmes particularités. Les signes de localisation permettront de situer à sa véritable place le foyer d'où partent les contractions pathologiques.

Les extrasystoles à point de départ dans le faisceau unissant, sont-elles un simple *trouble fonctionnel*, ou sont-elles le résultat de *lésions anatomiques* de la région du cœur incriminée? Il est certain que, dans un grand nombre de circonstances, les extrasystoles sont d'ordre fonctionnel sans substratum anatomique et nous avons vu comment l'excitation des nerfs accélérateurs détermine ou favorise leur apparition. Cependant, il est probable que des altérations anatomiques peuvent provoquer des foyers anormaux d'origine des contractions (Vaquez et Esmein, Cade et Rebattu). Mais ici encore, qu'il y ait ou non des lésions du muscle cardiaque, la localisation du trouble dans une région limitée du myocarde est nette et précise.

TROISIÈME PARTIE. — LOCALISATIONS DANS LE MYOCARDE EN DEHORS DES RESTES DU TUBE CARDIAQUE PRIMITIF.

Les centres d'origine des contractions cardiaques peuvent apparaître dans toutes les portions du myocarde, dans les parties différenciées qui sont des vestiges embryonnaires comme dans les autres régions. Nous avons vu que les contractions partent à l'état normal du noyau sinusal; nous avons montré comment le centre normal peut être suppléé dans ses fonctions par les différentes parties du faisceau commissural. Nous avons signalé aussi que des contractions cardiaques prématurées appelées extrasystoles, isolées, ou réunies par groupes d'un rythme très rapide et formant alors des accès de tachycardie paroxystique, naissent également dans les tissus de connexion du cœur. Par contre, les centres d'origine qui surviennent dans les autres régions du myocarde donnent toujours naissance à des contractions anormales, hétérogénétiques, suivant la terminologie de Th. Lewis, caractérisées par leur apparition prématurée, leur rythme extrêmement rapide quand elles sont groupées, en sorte que ce rythme, beaucoup plus rapide que celui des contractions normales, remplace le rythme habituel, enfin par l'apparition brusque des accès.

Th. Lewis se demande même, sans pouvoir le prouver, si les contractions hétérogénétiques de nature extrasystolique peuvent partir des régions embryonnaires. Cet auteur ne serait pas éloigné de penser que les extrasystoles se produisent toujours en dehors des parties embryonnaires du myocarde. Les extrasystoles sinusales, ou celles que nous avons considérées comme tirant leur origine du nœud de Tawara et des parties adjacentes du faisceau de connexion, partiraient en réalité de la masse du myocarde avoisinant non différencié. S'il en était ainsi, les contractions homogénétiques prendraient naissance dans les restes embryonnaires, tandis que les contractions hétérogénétiques partiraient de centres d'origine anormaux, formés dans les autres portions du muscle cardiaque. Th. Lewis a d'ailleurs soin de présenter cette opinion comme hypothétique, car il ne se trouve pas en mesure de l'appuyer sur des observations probantes.

Les méthodes qui permettent d'arriver à une localisation exacte des foyers d'origine des contractions dans la masse du myocarde sont les mêmes que celles que nous avons déjà expo-

sées. Comme pour les localisations dans les nœuds de Keith et
Flack et de Tawara ou dans le faisceau de Gaskell-Kent, les
tracés artériels et surtout les tracés jugulaires, enfin les électrocardiogrammes fournissent les éléments du diagnostic.

L'examen électrocardiographique donne ici des renseignements
d'une précision remarquable, grâce aux ingénieuses recherches
qui ont été poursuivies par Kraus et Nicolaï, et par Th. Lewis.
Ces auteurs ont déterminé expérimentalement des contractions
anormales chez le chien, en excitant électriquement différentes
portions du cœur. Ils ont recueilli les électrocardiogrammes de
ces contractions et ils ont constaté que les courbes obtenues
dans les expériences sont en tout point semblables aux tracés
électrocardiographiques de certaines contractions anormales chez
l'homme. Grâce à cette méthode, on a étudié les électrocardiogrammes des différentes régions du cœur. On peut donc se rendre
compte dans quelle zone du myocarde se trouvent les foyers
d'origine des contractions anormales.

I. — CONTRACTIONS ANORMALES
PARTANT DES OREILLETTES

**Etude générale des contractions anormales partant
des oreillettes.** — Les contractions anormales à point de
départ auriculaire se présentent sous des aspects différents suivant leur groupement et suivant qu'elles naissent d'un seul, de
plusieurs, ou d'une infinité de foyers anormaux.

A un premier degré, quelques contractions anormales d'origine auriculaire partent toutes de la même région pour se transmettre ensuite aux ventricules et se surajoutent aux contractions
normales ; ce sont des extrasystoles plus ou moins isolées.

A un deuxième degré, pendant une période plus ou moins
longue, une série de contractions anormales, provenant d'un
même point d'origine, se substitue au rythme habituel. C'est un
accès de tachycardie paroxystique à point de départ auriculaire.
Il convient de remarquer qu'il n'est pas rare d'observer entre les
accès des extrasystoles isolées ou des séries de plusieurs extrasystoles, véritables accès en miniature formant intermédiaire
avec les accès plus prolongés. On peut voir, de plus, chez un
même sujet, des accès partant de points différents des oreillettes qui établissent la transition avec les cas suivants.

En effet, à un troisième degré, on observe des contractions
hétérogénétiques irrégulières des oreillettes partant de points
d'origine multiples et divers. Par suite de ces contractions

désordonnées, les oreillettes sont agitées d'une sorte de fibrillation continuelle. En même temps, les contractions des ventricules sont inégales et irrégulières. Nous ne reviendrons pas sur la description de la fibrillation auriculaire qui est le substratum physiologique de l'arythmie perpétuelle, mieux appelée par nous arythmie complète.

Th. Lewis a mis en lumière les rapports intimes qui existent entre la fibrillation auriculaire et la tachycardie paroxystique d'origine auriculaire. On a vu, en effet, pendant un même accès, des crises de tachycardie paroxystique d'origine auriculaire se transformer en fibrillation, ou inversement. On a signalé de plus des paroxysmes de fibrillation auriculaire survenant dans l'intervalle d'accès de contractions auriculaires prématurées (Th. Lewis, J. Mackenzie, Hewlett, Th. Lewis et Schleiter). J'ai publié avec M. Chevallier l'observation d'un malade atteint de rétrécissement mitral qui a présenté sous nos yeux trois crises de tachycardie paroxystique; les deux premiers accès étaient en réalité des crises de fibrillation auriculaire, comme l'ont démontré les tracés, alors que le troisième était une crise de tachycardie paroxystique d'origine auriculaire.

Il y a lieu de rapprocher de la fibrillation auriculaire une forme spéciale d'arythmie que j'ai observée avec M. Chevallier chez une malade atteinte de rétrécissement mitral. Cette malade présentait une tachyarythmie intense des oreillettes, mais les contractions de celles-ci n'étaient pas représentées par un simple tremblement fibrillaire, c'étaient des contractions réelles qui déterminaient dans les tracés veineux des soulèvements considérables et non de petites ondulations comme le fait la fibrillation auriculaire. Une grande partie de ces contractions auriculaires ne se transmettaient pas aux ventricules. Somme toute, cette arythmie spéciale ne diffère de la fibrillation auriculaire que par l'énergie des contractions des oreillettes. Toutes ces variétés d'arythmies dues à des contractions anormales à point de départ dans les oreillettes sont unies par d'étroits rapports de parenté pathologique.

Conditions étiologiques. — Les contractions anormales naissant dans les oreillettes surviennent souvent dans des conditions identiques. Elles s'observent fréquemment chez des malades porteurs de lésions mitrales et surtout de rétrécissement mitral; et ceci se comprend puisque les troubles circulatoires retentissent d'une façon plus ou moins précoce sur l'oreillette gauche dans cette variété de lésions valvulaires et particulièrement dans le rétrécissement. Trois malades dont nous avons publié l'observation, l'une atteinte de tachyarythmie auriculaire et ventriculaire avec dissociation, et les deux autres présentant des crises

de tachycardie paroxystique, avaient tous un rétrécissement
mitral et l'un deux présentait en plus une insuffisance· mitrale.
Ces accidents s'observent donc le plus souvent chez des mitraux et principalement chez d'anciens rhumatisants. Le
rhumatisme articulaire joue en effet un rôle étiologique considérable dans ces troubles du rythme en laissant dans le myocarde des altérations chroniques d'intensité et de localisations
diverses. C'est ainsi que sur douze cas de tachycardie paroxystique d'origine auriculaire, Th. Lewis et Schleiter ont constaté
six rétrécissements mitraux et un septième malade était un an-
cien rhumatisant.

Si nous avons insisté sur les conditions étiologiques dans les
quelles surviennent les contractions anormales à point de départ auriculaire, c'est parce quelles présentent une certaine
importance au point de vue de la localisation qu'elles permettraient parfois de soupçonner.

Extrasystoles auriculaires. Signes de localisation. —
Nous allons passer en revue les caractères cliniques par lesquels
se distinguent les contractions anormales dont le point de départ
est dans les oreillettes. Ces signes ont été bien mis en lumière
grâce aux recherches de Cushny, de Wenckebach, de Mackenzie,
de Th. Lewis.

Nous envisagerons du même coup les extrasystoles dont le
point de départ siège au noyau sinusal, à l'origine même des
contractions cardiaques normales. Nous avons déjà signalé ces
extrasystoles quand nous avons étudié les localisations dans ce
nœud de tissu embryonnaire. Mais ces extrasystoles se rappro-
chent tellement des autres extrasystoles auriculaires qu'il y a
lieu de les réunir dans un même chapitre. Th. Lewis se demande
même si ces extracontractions naissent réellement dans le nœud
de Keith et Flack et non dans les régions immédiatement voisines; il a, en effet, tendance à croire que les contractions anormales hétérogénétiques se forment toujours en dehors des zones
embryonnaires différenciées du muscle cardiaque.

Les extrasystoles auriculaires sont caractérisées par ce fait que
les contractions partant des oreillettes pour passer ensuite aux
ventricules, le tracé de la révolution cardiaque est complet. Le diagnostic de la localisation repose sur les tracés et sur l'électrocardiogramme; l'auscultation veineuse permet de soupçonner,
dans certains cas, le lieu d'origine de la contraction prématurée.

Sphygmogrammes. — A la palpation, comme dans les tracés du
pouls, on constate que le soulèvement anormal est plus faible
que les soulèvements normaux et qu'il est plus rapproché de la
contraction précédente. Le soulèvement est plus faible parce que
le muscle ventriculaire, au moment où il se contracte sous

Josué, Sémiologie cardiaque.   7 l'influence de l'excitation anormale, n'est pas encore tout à fait sorti de l'état réfractaire occasionné par la contraction précédente; de plus, les ventricules se contractent prématurément avant que leur réplétion soit complète. Ces deux conditions expliquent la faiblesse des soulèvements extrasystoliques au pouls radial.

On arrive à localiser avec une certaine précision le point de départ des extrasystoles dans les oreillettes en mesurant l'espace de temps qui sépare la contraction prématurée des deux contractions normales voisines. Nous verrons plus loin que dans d'autres variétés d'extrasystoles, on observe à la suite de l'extracontraction un repos prolongé que l'on désigne sous le nom de *repos compensateur*. La durée de ce repos est exactement mesurée de façon que l'espace qui sépare l'extrasystole de la contraction normale qui la précède, additionné à l'espace qui la sépare de la contraction normale suivante, soit équivalent à la durée de deux révolutions cardiaques. Dans les extrasystoles d'origine auriculaire, le repos compensateur n'est pas complet, la pause qui suit l'extrasystole est relativement courte. Elle est même d'autant plus courte que le point de départ des contractions est plus rapproché du point de départ normal des contractions, c'est-à-dire du noyau de Keith et Flack. A ce niveau, l'espace qui suit la contraction prématurée est exactement équivalent à la distance qui sépare une contraction ordinaire de la suivante. Nous avons signalé que Th. Lewis pense que les extrasystoles dites sinusales ne partent pas, en général, du sinus même, mais des parties adjacentes.

La pause qui suit l'extrasystole devient de plus en plus longue, à mesure que l'on s'éloigne du sinus pour se rapprocher des ventricules, en sorte que l'on peut observer trois cas : pause égale au temps qui sépare deux contractions normales, pause compensatrice, pause de durée intermédiaire. Si la pause n'est pas compensatrice, on peut conclure que l'extrasystole est d'origine auriculaire. Il convient cependant de faire une exception pour les extrasystoles ventriculaires interpolées dont nous verrons les particularités au cours du chapitre suivant.

On s'est demandé pourquoi la pause qui suit la contraction auriculaire anormale est ainsi raccourcie. Pour les extrasystoles sinusales, l'explication est aisée : le rythme sinusal est interrompu par l'extracontraction à son point même de formation et le rythme reste analogue après la contraction prématurée. Mais pourquoi la pause n'est-elle pas compensatrice quand l'extrasystole part de l'oreillette même? On a donné l'explication suivante. La vague contractile qui naît dans les oreillettes se propage vers les ventricules, mais, en même temps, il se produirait une onde rétrograde

qui remonterait vers le nœud sinusal. Cette onde atteindrait le sinus
en train de se recharger d'influx contractile et en déterminerait
la décharge ; comme l'onde rétrograde atteindrait le sinus avant
que celui-ci fût arrivé au moment où il se déchargerait spontanément, la décharge ainsi déclanchée serait en avance, par suite le
repos compensateur se trouverait raccourci (il convient de rappeler
à ce propos que l'incitation contractile détermine la décharge des
centres qu'elle peut rencontrer sur son trajet). Th. Lewis constate que cette ingénieuse théorie ne concorde pas avec la rapidité de la vague contractile qui est de un à trois mètres à la
seconde.

Les contractions qui suivent l'extrasystole présentent généralement des troubles du rythme sinusal pendant une ou deux contractions, puis les contractions reprennent leur régularité.

Tracés radiaux ou apexiens et jugulaires simultanés. — Les
tracés de pouls veineux montrent que l'extrasystole représente une
révolution complète, en ce sens qu'on trouve les trois soulèvements
habituels : a, c et v ; une contraction auriculaire précédant la contraction ventriculaire.

Cependant, quand l'extrasystole est très précoce, ou quand
plusieurs extrasystoles se suivent à un rythme très rapide, on
constate souvent que le soulèvement a coïncide avec le soulèvement
v précédent.

Ajoutons que dans les cas d'extrasystole auriculaire, le soulèvement a est souvent très élevé.

L'auscultation du pouls veineux donne des renseignements analogues à ceux fournis par les tracés.

Dans certains cas, on perçoit nettement les trois bruits représentant les soulèvements a c et v du pouls veineux, aussi bien aux
révolutions normales qu'à l'extrasystole ; il en est ainsi quand l'extrasystole n'est pas trop rapprochée de la révolution précédente.
On peut alors localiser le point de départ de l'extrasystole dans les
oreillettes d'après les signes fournis par l'auscultation jugulaire.

Mais, dans d'autres cas, il est impossible d'établir la localisation
d'après l'auscultation veineuse ; le bruit auriculaire de l'extrasystole pouvant, quand celle-ci est précoce, se réunir plus ou moins
complètement au bruit sigmoïdien de la révolution cardiaque qui
précède.

On constate en même temps que les bruits ventriculaires pro-
duits par l'extrasystole sont plus claqués que ceux des autres contractions ventriculaires et ont en quelque sorte un timbre presque
clangoreux.

Électrocardiogrammes. — L'examen électrocardiographique
permet de situer d'une façon plus précise encore le point de départ des contractions auriculaires prématurées. Th. Lewis a

exploré toutes les portions des oreillettes chez le chien au cours de recherches qui avaient pour but de préciser la zone d'où partent normalement les incitations contractiles. Il a obtenu, grâce à cette méthode, des courbes particulières à certaines régions auriculaires et il a constaté en même temps que les contractions partant du nœud sinusal et des parties immédiatement adjacentes donnent un complexe auriculaire analogue à celui des contractions normales. A vrai dire, il est tout à fait exceptionnel que les contractions anormales prennent leur origine au nœud

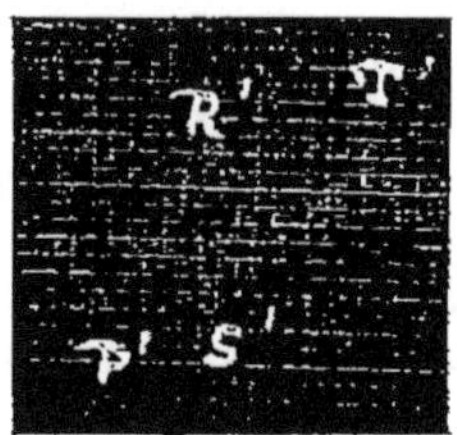

Fig. 15. — Electrocardiogramme Temps, lignes verticales = 1/50 de seconde. Un millivolt = un centim. Extrasystole partant de la partie inférieure des oreillettes. Noter P' inversé et la brièveté de P'R' = 0',1.

sinusal, le plus souvent ces contractions naissent dans d'autres portions des oreillettes (Th. Lewis).

Th. Lewis a montré que les oreillettes peuvent être divisées en trois zones donnant des courbes électrocardiographiques différentes. C'est ainsi que les contractions partant de la zone supérieure se reconnaissent à ce que la courbe de la contraction auriculaire a la forme d'une saillie peu élevée au-dessus de la ligne horizontale; le sommet est supérieur et l'angle est ouvert à la partie inférieure. Si la contraction part de la partie inférieure des oreillettes, l'incitation contractile chemine en sens inverse, par suite la déviation de la corde se fait aussi en sens inverse et la contraction auriculaire est représentée par un abaissement peu profond au-dessous de la ligne horizontale; la pointe est dirigée en bas et l'angle est ouvert vers le haut (voir fig. 15). Quand la contraction part de la partie moyenne de l'oreillette, elle donne lieu à un état iso-électrique; il ne se produit aucune déviation de la corde; il n'y a ni soulèvement, ni abaissement mais la contraction auriculaire est représentée par la ligne horizontale.

Th. Lewis a étudié également les complexes ventriculaires qui se produisent à la suite des contractions auriculaires anormales.

Les incitations contractiles parviennent en pareil cas aux ventricules par la voie normale, c'est-à-dire par le faisceau de Gaskell-
Kent et ses deux branches terminales. Aussi le complexe ventriculaire présente-t-il sa forme normale. Souvent, le complexe
ventriculaire n'est donc pas modifié, bien que la contraction
auriculaire qui le précède soit anormale. Dans d'autres cas, la
courbe électrique des ventricules présente des anomalies qui ne
dépendent en rien des oreillettes : la conduction peut être gênée
dans une partie de la musculature cardiaque, par exemple dans
une des branches terminales du faisceau, et la courbe électrique
ventriculaire prend alors une des formes que nous avons étu-
diées précédemment.

Souvent aussi les complexes ventriculaires qui se produisent à
la suite de contractions auriculaires anormales diffèrent des
complexes des révolutions cardiaques normales par certaines
particularités. C'est ainsi que le soulèvement T est souvent plus
petit qu'à l'état normal ; parfois même T est inversé, et la déviation de la courbe se fait en sens contraire. On trouve aussi
des modifications plus ou moins grandes du soulèvement R et
de l'abaissement S. C'est ainsi qu'on observe dans certaines
courbes d'extrasystoles auriculaires un soulèvement R très
ample, beaucoup plus considérable que dans les contractions
normales, en même temps que T est inversé. Dans d'autres cas,
on trouve un abaissement très marqué de S avec ou sans modifications du soulèvement R (Th. Lewis).

**Tachycardie paroxystique d'origine auriculaire;
signes de localisation.** — Les caractères qui permettent de
localiser le siège du foyer d'où partent les contractions anormales
qui constituent l'accès de tachycardie paroxystique sont absolument les mêmes que ceux qui caractérisent les extrasystoles
isolées.

C'est ainsi que dans les tracés radiaux ou apexiens et jugulaires simultanés on trouve les soulèvements a et c des tracés veineux. Cependant le soulèvement a est quelquefois prédominant.

Il arrive aussi que, par suite de la grande rapidité du rythme,
les oreillettes se contractent avant que la systole ventriculaire
précédente soit terminée ; les soulèvements auriculaires sont très
marqués en pareil cas, les oreillettes se contractant alors que les
valvules auriculo-ventriculaires sont encore fermées.

Les électrocardiogrammes présentent les particularités que
nous avons signalées à propos des extrasystoles. On constate
parfois, comme pour les extracontractions isolées, des complexes
ventriculaires anormaux, enfin, par suite de la grande rapidité
du rythme, chaque complexe auriculaire tombe souvent sur l'accident T précédent et vient s'ajouter à lui, qu'il soit dirigé dans

un sens ou dans l'autre, au-dessus ou au-dessous de la ligne horizontale. La courbe qui résulte de la superposition de deux courbes électrocardiographiques est égale à la somme algébrique des deux déviations. Supposons, par exemple, que deux déviations d'égale intensité, mais dirigées en sens inverse viennent à coïncider, la résultante sera une ligne horizontale sans soulèvement ni abaissement, les deux influences inverses s'annulant. Or, nous avons signalé que T peut faire saillie au-dessus de la ligne horizontale ou être inversé; de même P peut faire saillie au-dessus ou au-dessous de la ligne ou être même représenté par une ligne horizontale. Il résulte de ces considérations que dans les cas assez fréquents, où P tombe sur T précédent, on trouve dans les tracés un accident qui représente la somme de P et de T. Mais il n'est pas toujours facile de se rendre exactement compte de la forme et de la grandeur de ces deux éléments qui peuvent se neutraliser en partie quand ils sont en sens inverse et dont on ne voit que la somme algébrique. Dans les cas difficiles, on arrive quelquefois à préciser les particularités de T et de P et à reconnaître ce qui revient à chacun d'eux dans le soulèvement ou l'abaissement qui en représente la somme, grâce à un artifice. On trouve souvent en dehors des accès de tachycardie, des extrasystoles isolées ayant même point de départ que celles qui constituent les accès. On constate alors la forme de P et de T et on s'assure que leur somme algébrique égale le soulèvement ou l'abaissement qu'ils forment en se superposant pendant les crises de tachycardie paroxystique.

Il convient d'ajouter que si les accès de tachycardie paroxystique et les extrasystoles d'un même malade reconnaissent le plus souvent le même foyer d'origine, nous avons vu plus haut qu'on observe aussi des cas à foyers multiples.

II. — CONTRACTIONS ANORMALES PARTANT DES VENTRICULES

Les contractions cardiaques anormales à point de départ ventriculaire peuvent se grouper de plusieurs façons. Comme les contractions anormales naissant des oreillettes, elles se présentent souvent sous l'apparence de contractions prématurées isolées. Dans d'autres cas, elles se réunissent par groupes de plusieurs contractions. Enfin dans certains cas, elles forment des accès de tachycardie paroxystique ; mais ces derniers s'observent moins fréquemment que les crises de tachycardie paroxystique d'origine auriculaire.

Les notions étiologiques ne donnent aucun élément d'appréciation sur l'origine ventriculaire des contractions anormales. C'est par l'étude des tracés et à l'aide de l'électrocardiographie qu'on peut préciser la nature exacte de ces contractions.

Nous aurons à étudier successivement les extrasystoles isolées et les accès d'extrasystoles qui constituent les crises de tachycardie paroxystique.

Extrasystoles ventriculaires ; signes de localisation. — Nous étudierons d'abord ces contractions dans les cas les plus simples, quand elles se présentent isolément. Les extrasystoles d'origine ventriculaire se reconnaissent à certaines particularités qui permettent de préciser la situation exacte du foyer d'où partent les contractions cardiaques anormales. Les recherches de Wenckebach, de J. Mackenzie, de Kraus et Nicolaï, de Th. Lewis ont surtout contribué à étendre nos connaissances cliniques sur cette question.

SPHYGMOGRAMMES ET TRACÉS APEXIENS. — L'étude des tracés du pouls et de la pointe du cœur fournit des données importantes. On distingue l'extrasystole à ce qu'elle est prématurée et survient très près de la contraction précédente. De plus la pulsation de l'extrasystole est petite ; ce caractère n'est pas particulier, comme nous l'avons vu, aux extrasystoles d'origine ventriculaire. Quelquefois la contraction anormale n'arrive pas à chasser le sang dans l'aorte, la pulsation radiale extrasystolique manque alors totalement ; de plus, à l'auscultation du cœur, on n'entend que le premier bruit, le deuxième bruit fait défaut ; ce sont les anciens « faux pas du cœur ». On peut observer dans certains cas un ralentissement du pouls occasionné par la présence, après chaque révolution normale, d'une extrasystole inefficace suivie de son repos compensateur (bradysphygmie sans bradycardie). Les tracés jugulaires et les électrocardiogrammes permettent de poser le diagnostic. De plus le ralentissement du pouls est en général transitoire ; l'atropine le fait disparaître en supprimant les extrasystoles.

C'est dans les cas d'extrasystoles ventriculaires que l'on constate le repos compensateur après la contraction prématurée. Ce signe avait d'abord été signalé par Knoll chez des malades. Beaucoup plus tard, Engelmann a donné l'explication du phénomène sur le cœur de tortue et Cushny et Mathews sur celui des mammifères.

On sait en quoi consiste le repos compensateur. La somme des intervalles qui séparent la contraction prématurée de la contraction normale précédente et de la suivante est égale à la somme de deux pulsations normales. Le phénomène s'explique de la façon suivante : l'extrasystole ventriculaire suit immédiatement la contraction normale; puis l'oreillette se contracte au moment rythmique chronotrope du sinus, mais la contraction auriculaire reste sans réponse ventriculaire parce que l'incitation contractile trouve les ventricules en état réfractaire aussitôt après l'extrasystole; ce n'est que l'incitation sinusale suivante qui peut déterminer une contraction ventriculaire. Par conséquent, l'espace de temps qui s'écoule entre les deux contractions normales avec l'extrasystole qui les sépare est égal à la somme de deux espaces chronotropes des incitations sinusales.

La contraction qui suit l'extrasystole est souvent énergique parce que les ventricules ont eu le temps de se remplir et de récupérer leur énergie contractile (Rihl). Les contractions suivantes sont normales.

La présence d'un repos compensateur complet dans les tracés du pouls ou de la pointe du cœur plaide donc en faveur de l'origine ventriculaire de l'extrasystole.

Cependant il y a lieu de signaler une exception intéressante. Si le rythme des contractions cardiaques est très lent et si en même temps l'extrasystole ventriculaire est précoce, on peut voir se produire une extrasystole interpolée. Après l'extrasystole, les ventricules ont pu récupérer leur excitabilité avant l'arrivée de l'incitation suivante venue des oreillettes; par suite celle-ci ne reste pas inefficace et les ventricules répondent par une contraction se produisant à sa place habituelle. En pareil cas, les contractions normales gardent leur rythme et l'extrasystole ventriculaire se place simplement entre deux de ces contractions; elle est bien une contraction supplémentaire.

Dans les tracés radiaux ou apexiens et jugulaires simultanés, on constate que les soulèvements auriculaires se produisent régulièrement et suivant le rythme du sinus. A la révolution cardiaque qui précède l'extrasystole, les soulèvements c et v suivent en temps voulu le soulèvement a. Puis vient l'extrasystole caractérisée par un soulèvement c' reconnaissable à ce qu'il précède d'un dixième de seconde le soulèvement extrasystolique du pouls radial. Deux cas peuvent se présenter : ou bien l'extrasystole ventriculaire est très précoce et le soulèvement a chronotrope survient après elle, mais n'est suivi d'aucun événement ventriculaire puisque les ventricules sont encore en état réfractaire; ou bien l'extrasystole ventriculaire est un peu plus tardive et la contraction auriculaire qui se produit au rythme sinusal tombe en même temps que l'extrasystole ventriculaire; au lieu d'un soulèvement c' suivi d'un soulèvement a comme dans le cas précédent, on constate alors un seul soulèvement $a+c'$ très élevé, dû à la coïncidence des deux soulèvements.

On pourrait confondre, à un examen superficiel, une extrasystole ventriculaire avec une extrasystole nodale partant du tissu unissant, près du nœud de Tawara. Mais le fait qu'on trouve un repos compensateur complet plaide déjà en faveur de l'origine ventriculaire de l'extrasystole ; de plus il est facile de constater que le soulèvement unique constitué par $a+c'$ dans certains cas, ou le soulèvement a qui suit c' dans d'autres cas, se trouve exactement au point où il doit se produire d'après le rythme sinusal, tous les soulèvements auriculaires étant équidistants. Le diagnostic est, en général, facile, grâce à ces observations.

Les extrasystoles ventriculaires interpolées se reconnaissent aisément dans les tracés. On trouve alors entre deux révolutions normales et complètes le soulèvement c' qui répond dans le tracé veineux à la pulsation surajoutée qui se trouve dans le sphygmogramme.

A L'AUSCULTATION DU POULS VEINEUX, on reconnaît l'extrasystole au moment prématuré où se produisent les bruits et souvent à leur timbre comme clangoreux. La localisation précise est assez difficile d'après l'auscultation. Cependant, on constate souvent le rythme suivant : on entend le rythme de la contraction normale avec ses deux premiers bruits rapprochés, puis le troisième bruit ; aussitôt après survient le bruit de la contraction ventriculaire extrasystolique qui semble couplé avec le troisième bruit de la contraction normale précédente ; ensuite vient un petit silence, puis le bruit sigmoïdien dû à l'extrasystole, puis aussitôt après on perçoit un dernier bruit qui représente la contraction auriculaire sinusale qui suit l'extrasystole ; ce dernier bruit n'est pas toujours isolé et se confond parfois avec le précédent. Ensuite, après le repos, on entend une révolution normale. Il résulte de cette description qu'on perçoit, pour la révolution cardiaque et l'extrasystole qui la suit, trois couples de deux bruits séparés par des petits silences, le dernier couple étant quelquefois remplacé par un seul bruit. Puis vient une révolution normale reconnaissable au rythme habituel à trois temps.

Il convient d'ajouter que, s'il est facile de reconnaître les extrasystoles par l'auscultation jugulaire, il est, par contre, souvent impossible de diagnostiquer leur point d'origine à l'aide de cette méthode.

ÉLECTROCARDIOGRAMMES. — Les électrocardiogrammes fournissent la preuve absolue de l'origine ventriculaire des extrasystoles. On peut atteindre une grande précision à l'aide de cette méthode. En effet, Kraus et Nicolaï et Th. Lewis ont déterminé expérimentalement chez l'animal la forme des électrocardiogrammes qui répondent à des contractions partant des différentes portions du myocarde ventriculaire. C'est ainsi qu'on peut diviser, d'après Kraus et Nicolaï, les ventricules en trois zones : une zone répondant à la base et au ventricule droit, une zone répondant à la pointe et au ventricule gauche et une région intermédiaire. Les mêmes tracés électrocardiographiques se retrouvent chez l'homme; on arrive donc à établir par comparaison la région des ventricules où se trouvent les foyers d'origine des contractions.

Les contractions partant de la base des ventricules et du ventricule droit donnent lieu à une courbe diphasique, c'est-à-dire qu'on observe deux changements électriques en sens contraire. Il se produit d'abord un soulèvement au-dessus de la ligne horizontale, puis une chute au-dessous de cette ligne.

Fig. 16. — Electrocardiogramme. Temps, lignes verticales = 1/50 de seconde. Un millivolt = un centim. Extrasystole partant de la base des ventricules ou du ventricule droit.

Fig. 17. — Electrocardiogramme. Temps, lignes verticales = 1/50 de seconde. Un millivolt = un centim. Extrasystole partant de la pointe du cœur ou du ventricule gauche.

La première déviation, celle qui se produit au-dessus de la ligne horizontale, a la forme d'un angle aigu à sommet supérieur; elle est très haute, elle ressemble beaucoup au soulèvement R normal, cependant son angle est en général moins aigu et par suite les lignes d'ascension et de descente sont plus écartées; la ligne de descente se continue avec la deuxième oscillation, celle qui se produit au-dessous de la ligne horizontale. Cette deuxième oscillation est moins grande que la première, son angle est plus obtus et la ligne d'ascension monte obliquement, en s'écartant beaucoup de la ligne de descente, pour se continuer ensuite avec la ligne horizontale. Il n'est pas rare que cette deuxième oscillation, au lieu de se présenter sous la forme d'un angle, soit plus ou moins arrondie; sa profondeur présente aussi quelques variations.

En somme, l'électrocardiogramme des contractions partant de la base des ventricules et du ventricule droit est formé par deux angles qui se continuent l'un avec l'autre : le premier, situé au-dessus de la ligne horizontale, est à sommet supérieur ; le deuxième, situé au-dessous de la ligne horizontale, est à sommet inférieur (voir fig. 16).

Les électrocardiogrammes des contractions ayant leur point d'origine vers la pointe et au niveau du ventricule gauche sont également diphasiques, mais ils ont une disposition exactement inverse. La première oscillation, qui est aussi la plus marquée, descend au-dessous de la ligne horizontale, c'est un angle aigu à sommet inférieur ; la ligne d'ascension remonte au-dessus de la ligne horizontale, pour former un angle en sens inverse, à sommet supérieur plus obtus. Puis la ligne du tracé redescend pour se continuer avec la ligne horizontale. La deuxième partie de la courbe diphasique a parfois un aspect un peu différent. Elle peut être plus ou moins élevée, plus ou moins obtuse ; parfois son sommet est arrondi. Th. Lewis a constaté que la zone d'où partent des contractions de ce type électrique n'est pas exactement limitée à la pointe du cœur. Elle s'étend sur la partie postérieure du cœur presque jusqu'au sillon auriculo-ventriculaire. En somme l'électrocardiogramme de la pointe du cœur et du ventricule gauche est formé par deux angles qui se continuent l'un avec l'autre, le premier est à sommet inférieur, le deuxième est à sommet supérieur (voir fig. 17).

Les électrocardiogrammes de la partie moyenne des ventricules, entre la base et la pointe, ont une forme intermédiaire. A mesure que l'on explore des régions qui s'éloignent de la base pour se rapprocher de la pointe, on voit que les électrocardiogrammes des contractions ventriculaires changent d'aspect. La première déviation à sommet supérieur devient de moins en moins haute. Tout à fait à la partie moyenne des ventricules, on constate deux oscillations, d'abord au-dessus, puis au-dessous, puis de nouveau au-dessus et enfin au-dessous de la ligne ; mais ces oscillations sont très petites, la première étant en général un peu plus grande que la deuxième ; elles s'éloignent très peu de la ligne iso-électrique. En somme, l'électrocardio-gramme de la partie moyenne des ventricules se rapproche de la ligne iso-électrique et se caractérise par de petites oscilla-tions autour de cette ligne.

Les extrasystoles d'origine ventriculaire donnent lieu à des complexes électrotrocardiographiques qui sont analogues aux courbes obtenues expérimentalement, en déterminant des con-tractions partant de ces différentes régions. Aussi peut-on localiser, d'après les électrocardiogrammes, les foyers où les contractions anormales prennent leur origine.

Une autre particularité qui est d'un grand secours pour étudier certains tracés difficiles à interpréter a été signalée par Th. Lewis. La longueur du complexe ventriculaire anormal est, à très peu de chose près, égale à celle du complexe ventriculaire normal. Cette règle ne souffrirait que peu d'exceptions d'après Th. Lewis; elle reste exacte, quel que soit le moment de la diastole où survient la contraction anormale ; elle peut servir à isoler les complexes auriculaires qui coïncideraient partiellement avec des complexes ventriculaires.

Dans certains cas, enfin, il n'est pas facile de savoir, à l'aide de la méthode graphique, si une contraction ventriculaire répond à une incitation contractile des oreillettes, ou s'il s'agit d'une contraction ventriculaire anormale suivie d'une

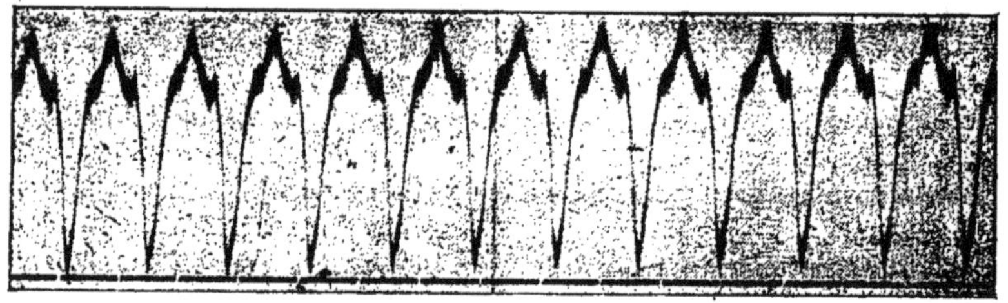

Fig. 18. — Électrocardiogramme : Conduction : bras droit, jambe gauche. Temps, 0'',2. Hauteur des soulèvements : 1 centimètre pour un millivolt. Tachycardie paroxystique ventriculaire. Le foyer d'origine des contractions anormales siège à la pointe ou au ventricule gauche.

contraction auriculaire. L'examen électrocardiographique permettra, en pareil cas, de faire le diagnostic de la localisation exacte.

Tachycardie paroxystique d'origine ventriculaire. — On observe rarement de véritables crises de tachycardie paroxystique d'origine ventriculaire.

Il n'est pas exceptionnel, par contre, de voir se produire des séries de plusieurs extrasystoles successives.

On a déterminé expérimentalement des crises de cet ordre, et on a constaté que le rythme nouveau l'emporte sur le rythme sinusal qui se trouve en quelque sorte submergé. En même temps les contractions auriculaires deviennent rétrogrades et suivent les contractions ventriculaires.

Cependant, la propagation de l'incitation contractile se fait difficilement en sens inverse du sens normal et on observe tous les degrés de blocage rétrograde, les contractions auriculaires consécutives aux contractions ventriculaires anormales pouvant être retardées ou plus ou moins complètement arrêtées. La conduction rétrograde finit, d'ailleurs, par être facilitée grâce à une sorte d'éducation des tissus de conduction (Th. Lewis).

TRACÉS JUGULAIRES ET RADIAUX SIMULTANÉS. — Ils sont difficiles à interpréter. Les soulèvements c précèdent les soulèvements auriculaires a quand s'établit la transmission rétrograde. Il est souvent malaisé d'apprécier la véritable nature des soulèvements.

ELECTROCARDIOGRAMMES. — Ils permettent, par contre, de localiser exactement le point de départ des contractions anormales qui constituent l'accès (voir fig. 18).

On se rend compte que l'accès est constitué par des contractions anormales partant de la pointe ou de la base des ventricules.

Il n'est pas toujours facile de retrouver les complexes auriculaires dans les électrocardiogrammes. Les oreillettes peuvent, d'ailleurs, garder le rythme sinusal ; c'est ainsi qu'on a vu, après un court accès de quelques extrasystoles de la base des ventricules, le rythme normal reprendre juste au point indiqué par le rythme sinusal chronotrope (Th. Lewis).

Le plus souvent les contractions auriculaires se produisent après les contractions ventriculaires par incitation rétrograde.

On s'attendrait donc à ce que les complexes auriculaires fussent inversés, c'est-à-dire dirigés au-dessous de la ligne horizontale avec un sommet inférieur puisque l'incitation contractile aborde les oreillettes de bas en haut.

Cependant, Th. Lewis, Hering ont constaté expérimentalement chez les animaux que le complexe auriculaire est seulement partiellement inversé ou qu'il est représenté par une ligne droite isoélectrique.

On comprend donc que les indices des contractions auriculaires soient parfois difficiles à identifier, surtout quand les complexes auriculaires viennent à coïncider avec les complexes ventriculaires de la crise de tachycardie.

Il résulte des faits que nous venons d'exposer que l'on peut localiser avec précision les foyers d'origine des contractions anormales isolées (extrasystoles), ou réunies par petits groupes d'extrasystoles, ou formant des accès de tachycardie paroxystique.

La méthode graphique et surtout l'électrocardiographie fournissent les éléments du diagnostic topographique.

CONCLUSIONS

La notion des localisations cardiaques est une acquisition ré-cente. Mises en lumière, grâce aux recherches physiologiques, ces localisations ont été retrouvées en pathologie humaine. Cette notion domine toute l'histoire clinique et anatomo-pathologi-que des myocardites. Elle nous fait comprendre pourquoi la symptomatologie constatée pendant la vie n'est pas toujours adéquate aux lésions du myocarde trouvées à l'autopsie. On n'avait pas été sans remarquer, en effet, qu'à des troubles très marqués ré-pondent parfois des lésions minimes et qu'inversement des lésions étendues donnent lieu, dans certains cas, à des manifestations légères.

C'est qu'à vrai dire, la localisation des lésions importe plus que leur étendue. Par exemple, une petite cicatrice scléreuse in-terrompant le faisceau de Gaskell-Kent aura des conséquences autrement sérieuses qu'une lésion beaucoup plus étendue sié-geant dans la paroi antérieure des ventricules.

Nous avons passé en revue les manifestations permettant d'éta-blir les localisations dans les différentes portions du muscle car-diaque. Nous avons étudié les troubles qui caractérisent l'appa-rition de foyers d'origine anormaux des systoles cardiaques et ceux qui permettent de diagnostiquer l'interruption des faisceaux de conduction. Nous avons envisagé successivement les reliquats embryonnaires du tube cardiaque primitif, portions spécialisées en vue de la production et de la transmission de la contraction cardiaque, et le reste du myocarde.

Les localisations cardiaques doivent être considérées comme des localisations de fonctions. De ce qu'on a pu localiser ces troubles dans une région du cœur, on n'est pas en droit d'ad-mettre qu'on trouvera à coup sûr une lésion matérielle dans la région incriminée. Le trouble fonctionnel siège dans une région précise du muscle cardiaque, mais il n'est pas toujours facile de se rendre compte dans quelle mesure il dépend d'une lésion lo-cale ou d'une autre cause, comme l'influence du système nerveux.

TABLE DES MATIÈRES